展望

智运营

上海交通大学出版社
SHANGHAI JIAO TONG UNIVERSITY PRESS

内容提要

当前商业环境日趋复杂，变革往往来得猝不及防，让企业应对不及。市场上，实力强劲的竞争者不断涌现，不断挑战固有市场格局，传统行业界限也在日渐模糊。这些趋势正在汇合，让昔日的最佳运营实践变成企业未来发展的负累。

有鉴于此，企业应掀起根本性变革，让运营部门转型成为企业的智能引擎。未来是智能化运营企业的天下。

那么企业运营部门当前的挑战在哪里？未来的变革方向是什么？本书围绕这些问题展开讨论。

本书可供企业管理者参考、阅读。

图书在版编目（CIP）数据

智运营 / 埃森哲中国编. —— 上海：上海交通大学出版社，2018
ISBN 978-7-313-19224-0

I.①智⋯ II.①埃⋯ III.①互联网络-应用-医疗卫生服务 IV.①R197.1-39

中国版本图书馆CIP数据核字（2018）第068421号

智运营

编　　写：埃森哲中国

出版发行：上海交通大学出版社	地　　址：上海市番禺路951号
邮政编码：200030	电　　话：021-64071208
出 版 人：谈毅	
印　　制：上海锦佳印刷有限公司	经　　销：全国新华书店
开　　本：787mm×1092mm 1/16	印　　张：8
字　　数：172千字	
版　　次：2018年4月第1版	印　　次：2018年4月第1次印刷
书　　号：ISBN 978-7-313-19224-0/R	
定　　价：50.00元	

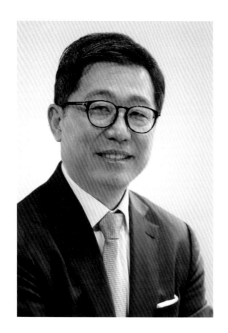

智运营 赢未来

每一个企业都是一个有机体，在数字化时代，企业外部经营环境发生了翻天覆地的变化，而企业内部运营模式往往还停留在过去，昔日的最佳运营实践正逐渐成为未来的负累。在新的竞争环境下，敏捷性、灵活性和快速响应能力是对未来企业的基本要求。因此，运营部门需要转型为企业的智能引擎。未来是智能运营企业的天下。

具体如何实现企业智能运营，则是本辑《展望》封面专题为你展开的一块全新画布。它的五大要素包括：创新型人才、数据支持、应用智能、云赋能以及智能化生态系统。

我认为，"智运营"一方面是指技术本身的智能属性（例如机器学习和先进算法），另一方面是指企业管理者的运营智慧，他们要回答：在高素质劳动力紧缺的未来中国，什么样的运营模式才能更好地融合知识经验与智能技术，最大限度地激发创新、生产率和员工热情？

不久前，德意志银行 CEO 在接受英国《金融时报》采访时就曾表示，未来约有一半的工作将被自动化流程所取代。而这股浪潮不仅仅席卷金融行业，市场调查显示，现有800种职业所涉及的2000种工作，几乎都将受到自动化影响；在60%的职业中，约30%的任务可以完全交给机器人来执行。

利用智能自动化，企业的确能显著提高运营效率。比如中国某互联网独角兽企业，选择埃森哲帮助其建设智能运营能力，项目上线后，原先需要六七个小时才能完成的财务流程，现在通过机器人自动化方案，只需十几分钟就能高质量完成。

不过，需要特别指出的是，智能运营绝不是机器取代人类，其更大潜力在于赋能于人，通过人机协作创造出新价值，比如借助大数据和分析法，人们可以从耗时、沉重的数据分析工作中解放出来，专注于解读新模式，获取新洞察。本辑《人机协作：AI时代人的角色》一文就深入探讨了这个话题。该文摘自埃森哲新书《人机协作：重新定义AI时代的工作》（Human + Machine: Reimagining Work in the Age of AI）。作者认为，在以人工智能为代表的第三轮技术浪潮中，人机协作是"被遗忘的中间地带"，蕴藏着巨大机遇。

在"被遗忘的中间地带"，人类与智能机器各取所长。例如，人类可以开发、训练和管理各类AI应用，让其真正成为人类的好帮手。同时，机器可以使人类突破自身极限，拓展自身能力。该书中文版将于今年9月份与中国读者见面。

智能运营，虽然具体解决方案可以带来立竿见影的成果，但其根本目的是支持企业的长远发展，需要可信赖的伙伴分阶段推进。为此，我们提出三重地平线战略：第一聚焦于现在，即注重当下的技术，提升现有技术解决方案，降本增效，比如云架构、平台战略、敏捷开发等；第二将目光投向未来12至36个月（涉及支持新产品、新业务模式或新服务的技术和实践，典型的技术包括区块链、人工智能和无服务器计算等）；第三关注36个月以后的技术趋势，聚焦未来引发重大颠覆性变革的前瞻性、高潜力技术和实践，比如量子计算。

善弈者谋势，不善弈者谋子。企业的数字化转型是"一把手工程"，不仅仅是首席运营官（COO）们需要考虑的问题，更需要上升到企业最高决策层，在管理上实现整个组织一盘棋。唯有如此，企业方能驾驭智能运营，在数字经济中决胜未来。

埃森哲全球副总裁、大中华区主席
朱伟

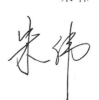

人有大智
工尽其能

人类智慧与人工智能的完美结合，将创造出无限可能。
埃森哲正在为各行业、各平台应用数以千计的人工智能。
应新于时，就是帮助客户立刻实现创新，达成业务目标。

accenture.com

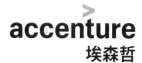

目录

目录

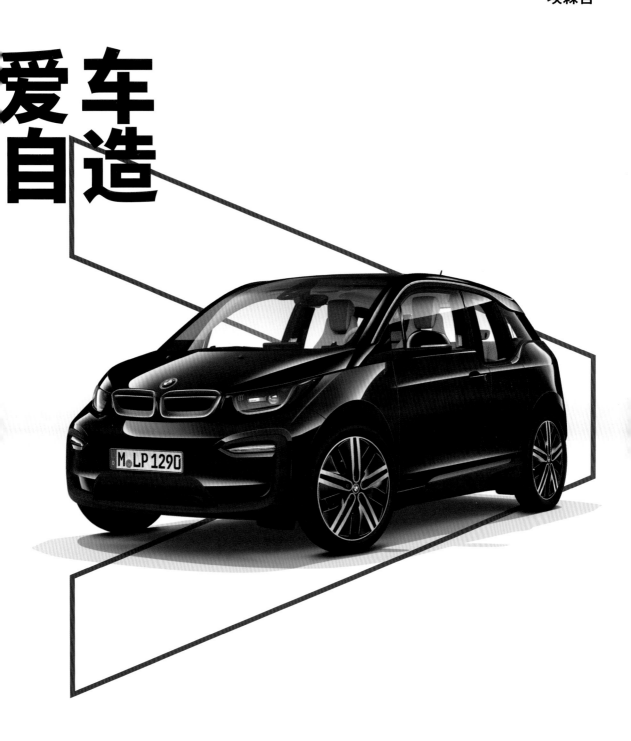

以道驭术，术必成。作为营销工具的微信，应服务于企业整体数字化战略。

跳出微信企业应用三大误区

刘展业、潘伟楷、王辰杰｜文

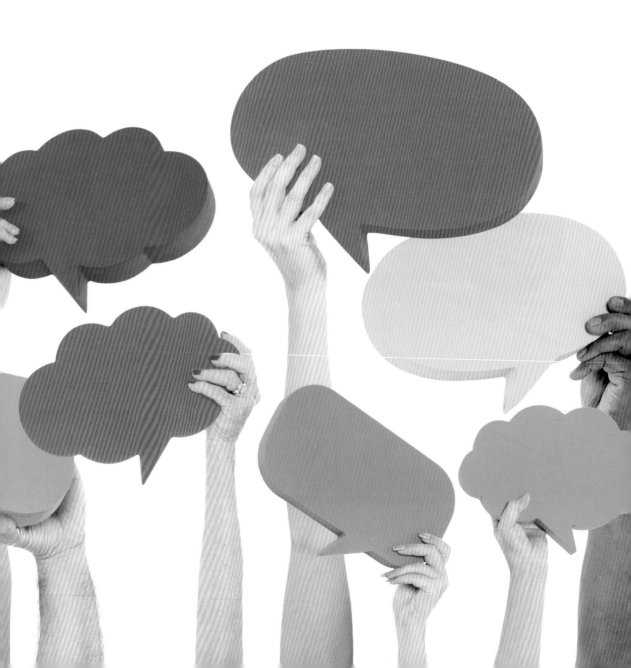

腾讯的统计数据显示，微信月活跃用户数量接近**10亿**量级，每天产生超过**380亿条**信息。这预示着，微信已经成为一条连接人与信息的纽带，并且成为用户与流量的格局中最重要的一环。

从公众号、H5到小程序，不断裂变的微信，也开始成为企业在数字化营销上不可忽略的重要渠道。但对于不少企业而言，在使用微信进行市场营销的过程中，也存在诸多问题：急于部署微信功能，却忽略了诸多系统性问题，譬如长期充当前端用户触点的微信，却无法与企业后端的内部系统连接；由于无法量化微信营销的实际效果，所以也难以平衡微信部署的效率与成本。

尽管每年使用微信的用户数都在不断突破，应用也在不断更新，但对于企业来说，微信始终熟悉又陌生，熟悉的是作为社交工具的微信，而陌生的是如何让微信服务于企业数字化营销战略。

那么，当企业开始试图用微信来实现数字化战略时，又走过了哪些弯路，有过哪些思维误区？

误区一 微信部署局限于点应用，缺乏整体战略

以道驭术，术必成。离道之术，术必衰。

在中国古代哲学中，阐明了道与术的关系，在这里，微信作为工具就是术，而企业的整体数字化战略则是道。只是很多企业在运用微信时，却总是以"术"待之。

企业应该把微信的部署和实施嵌套在整体数字化营销战略之下去考虑，具体而言，有三个层级：最简单、直接的就是利用微信作为社交工具本身的强大功能，实现品宣需求、增加客户触点；第二层是将微信以及其他社交工具打通，充分发挥不同社交工具的特点和优势，各取所长，实现横向互动与分享，从而借力更多的平台生态圈；第三层也是最高一层，就是将以微信为代表的社交工具与企业整体数字化营销战略打通，从

图一 微信服务于企业数字化营销战略

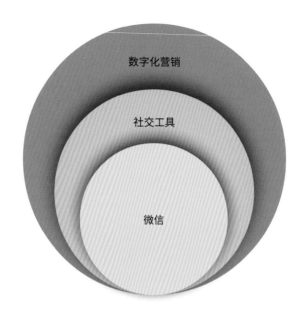

数字化营销

社交工具

微信

资料来源：埃森哲

切实的业务需求出发，有的放矢进行部署。此外，在企业不同部门之间，也要达成共识，梳理不同部门的业务需求，然后通过微信等工具进行整体设计，从而形成整体的数字化营销战略，覆盖整个企业（见图一）。

以某酒店集团为例，该集团将微信作为营销工具，来实现服务在线化，其实实现这点并不难，因为这些模块化的设计隶属于技术本身。但如何充分利用微信的社交属性，激活企业内部数据资产，则需要企业进行更深层的思考和布局。

更多元且细分的微信功能的使用，需要一个通盘性战略规划，大部分企业在决定启用微信营销之初，往往基于个别、独立的解决方案，缺乏一张全局性蓝图。

当然，这也是因为很多企业仅仅意识到微信作为数字营销渠道，意义仅限于市场部门，殊不知微信应该成为一个打通全公司、跨越各部门的武器，不论是B2C（企业与消费者），还是B2B（企业与企业）或是B2E（企业与员工）之间，微信都能够成为与之互动与连接的纽带。

大量跨国企业、本土公司都已经开始意识到搭建一个通盘战略的重要性。因为对于大部分企业而言，用户数据的采集与反馈，业务流程的改进、IT系统的关联，都并非单点式部署所能够实现的。

而其中最关键的两大问题，其一，是让公司不同部门与员工，了解微信作为数字营销工具的功能，从而从各自的业务需求出发，进行整体部署；其次是各部门投资回报率（ROI）的真实考量，通过跨部门协作，可以有效避免单点式、重复性应用部署，从而创造出协同效应，实现更高投资效率和成果。

图二 埃森哲端到端微信解决方案

战略	规划	用户体验设计	架构	开发	测试	优化
构建微信业务战略	设计微信转型路线图	采用设计思维实现用户体验驱动型设计	选择相应的技术和功能后端集成	借助DevOps持续集成实现敏捷开发	性能、网络、安全性、位置等测试	快速迭代以响应客户需求和市场机会

微信价值主张

 端到端能力　 流程治理　 架构与设计　 创新与合作伙伴关系

资料来源：埃森哲

误区二 | 微信部署集中在前端，未能有效激活企业内部数据资产

　　微信作为客服，维护与提升用户的品牌忠诚度，是大部分企业或者品牌最常见的微信营销部署方式。利用微信前端海量的用户连接能力，帮助企业更快、更直接地触达用户、获客或者进行市场营销、品牌推广。几乎大部分服务类、消费类企业的会员系统都开始嫁接在微信公众号上。不过，了解企业需求后就会发现，除了前端部署外，企业其实需要端到端的连接与服务，包括前端微信平台与后端CRM（客户关系管理）系统的对接，以及从整体设计到执行的全套解决方案（见图二）。

　　大部分微信数字服务提供商，往往会忽略客户所在行业的属性与当前的状态，从而提供无差异化的"点"式解决方案，这意味着大部分企业其实需要创建一个单独的数据库，与原本的生态与数据割裂，也很难形成用户或者客户的360度视角。

　　但一些更成熟与有经验的供应商，已经意识到"端到端"部署能力的重要性。形成从战略制定到用户体验的综合解决方案，以及能够集合线上线下渠道，打通内容与营

销系统，连接运营后端CRM系统的全渠道体验。

区别于传统供应商套餐式的服务模式，专业服务商通过设计思维和方法，与用户共同探讨真实需求，不论作为市场营销渠道、销售工具还是客服平台，均会制定出一套完整、长期的部署规划与管理机制，在此基础上，串联起CRM系统、内容管理平台等企业后端部门，共同认知并运用微信功能。并通过不断复盘、调整来平衡用户体验、网络安全与经济效益，从摸底、设计、执行到运营，通过全流程式的解决方案，来实现微信在企业内部的数字化应用。

除了整体部署的能力外，专业服务商也正在重视效果追踪，并关注ROI，以确保微信战略部署的成效。对于任何一家企业来说，微信营销的使用，最终目的都是提升用户满意度、提高运营效率并降低成本，从而增加营收。端到端的部署与规划，也使得服务商与企业能够了解并且评估效益。

误区三 数据安全及数据使用不明不白

凡涉及数据，人们就会敏感地想到数据安全问题。企业在进行数字化转型的过程中，这也是始终绕不开的话题。数据作为数字化时代的新资产，对于企业尤其是跨国企业来说，数据的独立性、安全性、保密性要求也在不断提升，因此在部署微信战略时，这也成为诸多成熟服务商关注与考虑的命题。

数据的拥有者，对一些有着跨国业务且数据存储在境外的企业尤其重要，在中国开展业务、维护客户数据时，他们既希望能够有流畅的传输体验，并且能够从顶层架构为其CRM与内容管理、数据管理进行串联，又能确保数据网络安全性，同时还能够提供ROI测量工具，为其精确测量投放转化率以及效果。在平衡体验和需求之间，一个技术成熟、经验丰富且能够深刻洞察客户需求的外脑服务商，变得越来越重要。

洞察到此类企业需求的服务商，通常在与客户规划微信营销方案时，便会与架构师与负责网络安全的IT部门共同商议，通过不断验证与测试，为企业绘制出真正的数据传输流程图，精确掌握每一级数字留存情况，并通过加密、接口管理等方式确保数据安全性。在实际操作中，专业服务商会在微信部署的整个规划中，将安全性纳入其中。在监测功能性的同时，也会监控数据传输的网络渠道是否安全，以确保数据不会泄露到第三方服务器上。

谋定而后动

在与企业接触的过程中，我们发现，利用微信作为营销工具进行数字化转型，已经是一道必选题，微信在市场营销、企业战略层面的地位日益重要。

但不可否认的是，相比报纸、广播、电视这些传统传播渠道，集合了文字、语音、视频于一体的微信，真正进入并运用到数字化营销环节的时间并不长，也因此并不成熟，不论本土还是跨国企业，都还在试水期，而微信的迭代与功能延展也在不断进行中。因此，企业、用户、优质服务商、微信平台，这四者能否形成"四位一体"的矩阵，是部署微信营销成功的关键。

摸索、试错一定会存在，唯有厘清自身企业需求与行业特色，研习微信的功能与模块特点后，进行通盘全局战略制定、不断复盘修正，才能最大化地挖掘出微信的价值。微信部署，谋定而后动。◢

作者简介

刘展业

埃森哲大中华区技术服务高级总监
常驻香港
chin.yip.lau@accenture.com

潘伟楷

埃森哲战略大中华区总监
常驻上海
ben.w.pan@accenture.com

王辰杰

埃森哲战略大中华区总监
常驻上海
chenjie.wang@accenture.com

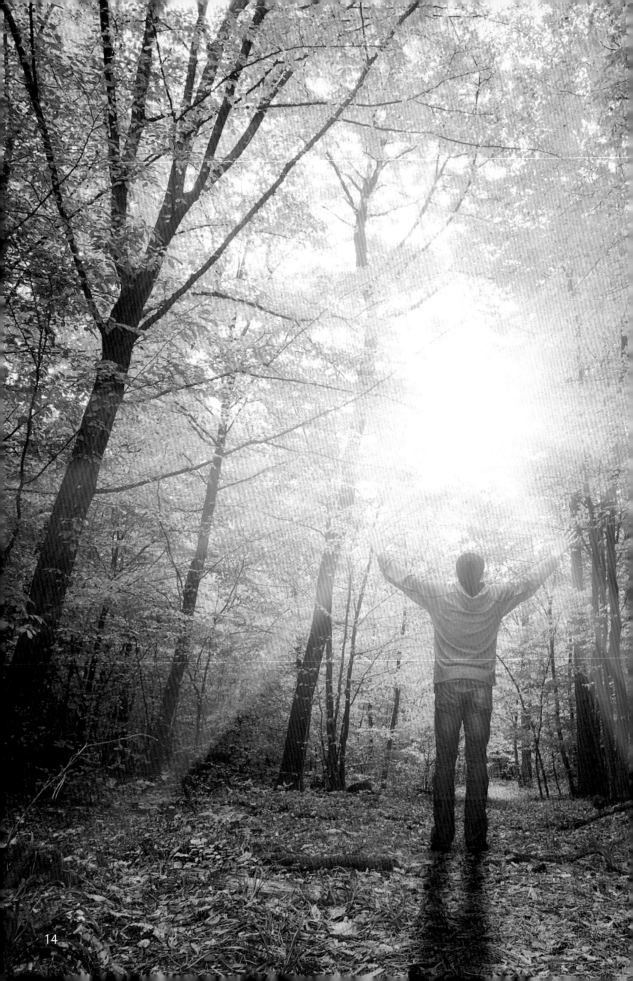

Cover

封面专题

智能运营 决胜未来

菲尔·费什特（Phil Fersht）、朱虹、李惠红 | 文

什么是智能运营？智能运营包含五大要素：创新型人才、数据支持、应用智能、云赋能以及智能化生态系统。全面整合这五大要素可助力企业实现颠覆性业务流程变革，决胜未来。

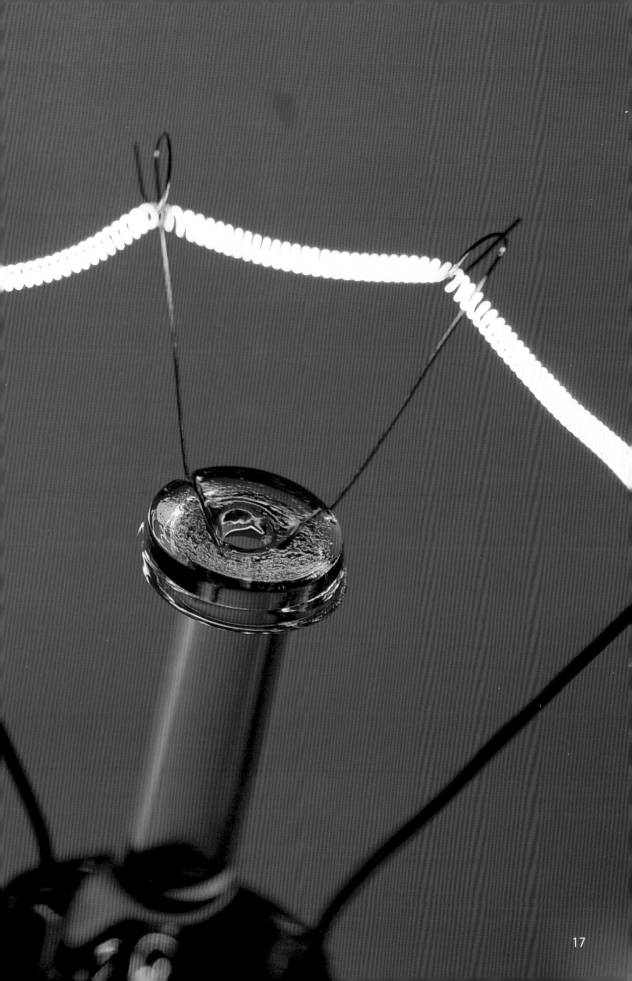

当前商业环境日趋复杂，变革往往来得猝不及防，让企业应对不及。市场上，实力强劲的竞争者不断涌现，不断挑战固有市场格局，传统行业界限也在日渐模糊。这些趋势正在汇合，让昔日的最佳运营实践变成企业未来发展的负累。

一直以来，企业赖以提高业绩的传统手段，例如流程优化、降本增效，已经开始行不通。要想立足市场并实现长足发展，企业要行动迅速，以强大的智能技术、卓越的洞察力和绝对的自信积极应对不断变化的竞争形势和消费者预期。而敏捷性、灵活性和快速响应能力是对未来企业运营的基本要求。

有鉴于此，企业应掀起根本性变革，让运营部门转型成为企业的智能引擎。未来是智能化运营企业的天下。

那么企业运营部门当前的挑战在哪里？未来的变革方向是什么？带着这些问题，埃森哲联合全球顶尖研究机构

HfS 开展了一项调查，访问了全球 460 家企业客户，[1] 其中涵盖了 30 家中国企业。该调研旨在深入了解企业高级运营主管的见解以及企业如何为未来之战做准备。

调查发现，目前企业运营面临着五大挑战（见图一）。

这些严峻挑战颠覆了市场对企业的需求。相比缩减成本，实时制定预测性数据驱动型决策、开展高度个性化的客户互动、打造数字化体验以取代实体体验、跟上甚至超越数字化颠覆者的步伐等将对企业影响更大（见图二）。

三大外部压力

综合来看，数据大爆炸、数字化变革和客户体验是目前推动企业转型的"三驾马车"。随着这三大因素的影响范围不断扩大且程度不断加深，企业必须重新思考如何对业务运营进行优化以立足市场并实现长足发展，以及如何定位以在瞬息

图一 当前企业面临的五大挑战

企业当前面临的最大挑战是什么？请分别列出前三大挑战。

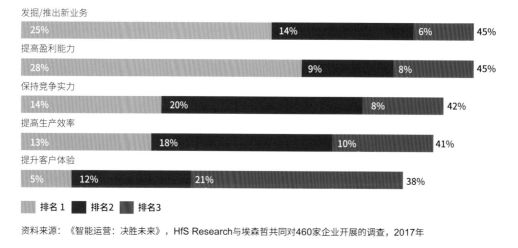

资料来源：《智能运营：决胜未来》，HfS Research 与埃森哲共同对460家企业开展的调查，2017年

---

[1] 有关详细信息，请参阅本文末"研究方法"

图二 影响企业战略的关键驱动因素

以下哪些业务驱动因素将为企业带来重大影响？

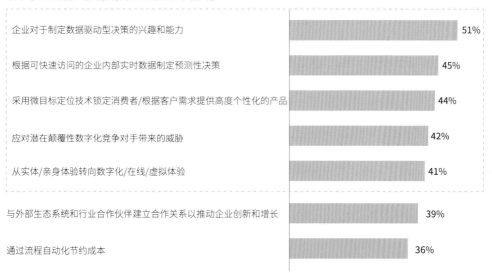

资料来源：《智能运营：决胜未来》，HfS Research与埃森哲共同对460家企业开展的调查，2017年

万变的复杂环境中占据竞争高地。

数据大爆炸。制定数据驱动型决策以及利用实时数据制定预测性决策是目前影响企业的前两大驱动因素。目前，对多数企业而言，制定上述决策仍非易事：任何一家大型企业都存在大量被忽视的数据。事实上，近**80%**的受访企业表示，

有**50%~90%**的数据是非结构化数据且无法访问（见图三）。

随着数据逐渐发展成为一种"新货币"，企业必须不断推进以数据为中心的企业战略转型，将数据和专业知识变成促进服务交付的"推手"。企业不仅需要融合内部端到端流程和运营数据，

图三 数据大爆炸

能否估计贵企业内部结构化和非结构化数据所占的比例？

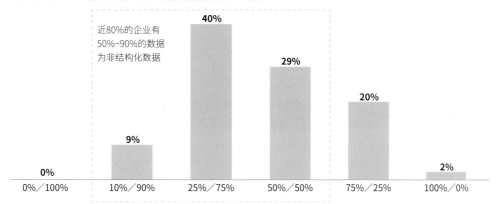

资料来源：《智能运营：决胜未来》，HfS Research与埃森哲共同对460家企业开展的调查，2017年

还要能从外部生态系统中查看数据。

对于这些存在于企业内部流程但经常被忽视的海量数据，如果能够将之与来自供应商、竞争对手和行业云的第三方和外部数据全面整合，则有望显著提升企业的决策速度和质量，同时加速变革，确保企业在激烈的市场竞争中脱颖而出，并获得长足发展。

数字化变革。 近 80% 的企业担忧行业颠覆，主要是数字化新秀带来的威胁。这些担忧决定了企业的投资方向。不过，许多企业并不仅仅将数字化变革看作是

一种威胁。绝大多数受访企业表示，数字化变革带来的更多是机遇，而远非挑战（见图四 a 和四 b）。

客户体验。 客户体验是指最终客户、供应商、合作伙伴和员工等所有利益相关方的整体互动体验。在各行各业，客户体验的重要性正日益上升。当前，创新型企业已经开始思考设计"积极的客户体验"，即客户体验设计不再依据所关注的客户群体，而是根据单个客户与公司的互动而打造完全个性化的体验。

受访企业表示，设计行之有效的消

图四 a 数字化变革如火如荼，但机遇多于挑战

您如何看待以下表述？

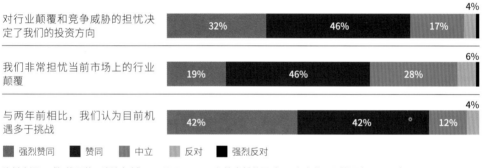

对行业颠覆和竞争威胁的担忧决定了我们的投资方向	32%	46%	17%	4%
我们非常担忧当前市场上的行业颠覆	19%	46%	28%	6%
与两年前相比，我们认为目前机遇多于挑战	42%	42%	12%	4%

■ 强烈赞同　■ 赞同　■ 中立　■ 反对　■ 强烈反对

资料来源：《智能运营：决胜未来》，HfS Research 与埃森哲共同对 460 家企业开展的调查，2017 年

图四 b 数字化变革如火如荼，但机遇多于挑战

当前和未来两年企业面临的最大竞争威胁是什么？

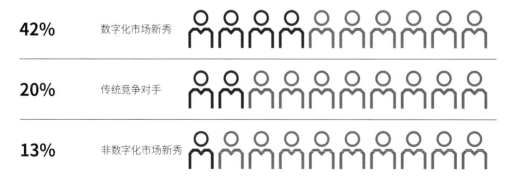

42% 数字化市场新秀

20% 传统竞争对手

13% 非数字化市场新秀

资料来源：《智能运营：决胜未来》，HfS Research 与埃森哲共同对 460 家企业开展的调查，2017 年

图五 制定全方位客户体验战略的重要性

以下哪些措施在提升企业运营敏捷性方面最为有效？

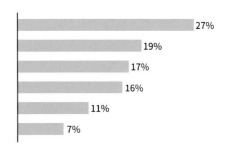

整合数字和实体两种渠道设计全方位的客户参与战略	27%
利用设计思维制定并实现业务目标	19%
投资自动化和AI技术	17%
加强与现有服务供应商的合作	16%
为内部员工提供正规的数字化技术培训	11%
制定具体的变革管理计划以调整相关人员配置	7%

资料来源：《智能运营：决胜未来》，HfS Research与埃森哲共同对460家企业开展的调查，2017年

图六 后台职能无法紧跟前台需求——停滞不前

请估计以下各职能部门在过去18个月完成的业务流程变革数量。

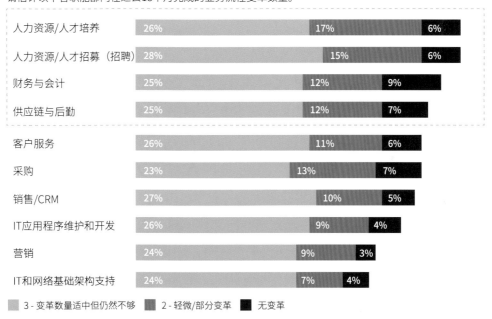

	3 - 变革数量适中但仍然不够	2 - 轻微/部分变革	无变革
人力资源/人才培养	26%	17%	6%
人力资源/人才招募（招聘）	28%	15%	6%
财务与会计	25%	12%	9%
供应链与后勤	25%	12%	7%
客户服务	26%	11%	6%
采购	23%	13%	7%
销售/CRM	27%	10%	5%
IT应用程序维护和开发	26%	9%	4%
营销	24%	9%	3%
IT和网络基础架构支持	24%	7%	4%

资料来源：《智能运营：决胜未来》，HfS Research与埃森哲共同对460家企业开展的调查，2017年

费者体验战略是提升运营敏捷性的关键要素（见图五）。在数字化时代，不断提升客户体验、预测并了解客户需求、收集所需数据、部署自助服务，并鼓励社交媒体参与是企业制定客户体验战略时的关键要素。

不少企业花费大量时间和精力投资前台业务创新，其实他们也需要后台系统提供快速敏捷的响应支持。然而，受访企业表示，企业后台系统（财会、人力资源和供应链）的转型步伐明显跟不上客户体验的需求（见图六）。

超过 **50%** 的受访企业表示，各支持部门根据不断变化的业务需求做出调整往往会耗时数月甚至数年。近 **80%** 的受访企业指出，彼此孤立的内部流程是引发这一问题的"罪魁祸首"，导致企业无法实现理想的业务目标。

要想进一步加强最终客户服务，企业需要彻底打破前中后台职能部门之间彼此孤立的状态。未来，企业将采用OneOffice™系统，将各种流程和数字化能力无缝整合成单一的智能化体系，打造一流的客户体验并提供高效支持。

实际上，未来属于智能运营的企业，即运用智能和人类智慧从海量数据中生成洞察并据此实时制定明智决策并取得突破性业务成果的企业。以智能运营为企业核心，可显著提升企业的灵活性、敏捷性和响应能力，快速创造更多价值并打造持续性竞争优势。

智能运营制胜要素

什么是智能运营？

智能运营包含五大要素：即创新型人才、数据支持、应用智能、云赋能以及智能化生态系统（见图七）。全面整合这五大要素能够助力企业实现颠覆性业务流程变革，从而在市场竞争中脱颖而出。

制胜要素一：创新型人才

企业创新绝不应该局限于技术创新，

图七 智能运营的五大要素

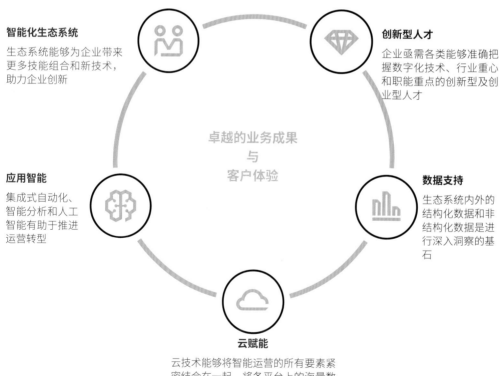

智能化生态系统
生态系统能够为企业带来更多技能组合和新技术，助力企业创新

创新型人才
企业亟需各类能够准确把握数字化技术、行业重心和职能重点的创新型及创业型人才

应用智能
集成式自动化、智能分析和人工智能有助于推进运营转型

卓越的业务成果
与
客户体验

数据支持
生态系统内外的结构化数据和非结构化数据是进行深入洞察的基石

云赋能
云技术能够将智能运营的所有要素紧密结合在一起，将各平台上的海量数据全面整合到一个安全环境中

资料来源：《智能运营：决胜未来》，HfS Research与埃森哲共同对460家企业开展的调查，2017年

图八 缺乏相应的人才会阻碍企业实现既定业务目标

以下障碍会在多大程度上阻碍企业取得既定业务目标？

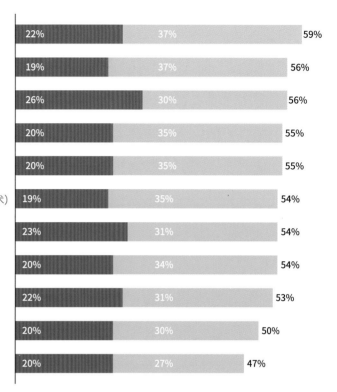

	高	非常高	
企业员工惧怕变革或无力支持变革	22%	37%	59%
缺乏了解数字化业务模式的人才	19%	37%	56%
缺乏长期投资	26%	30%	56%
全面修整旧版流程和技术	20%	35%	55%
缺乏数据分析、AI和机器学习等能力	20%	35%	55%
缺乏相关IT能力（例如云和自动化技术）	19%	35%	54%
阻碍长期变革的短期措施或优先事项	23%	31%	54%
缺乏数字化/转型领导人才	20%	34%	54%
内部流程高度孤立	22%	31%	53%
外部生态系统合作伙伴缺乏必备能力	20%	30%	50%
缺乏明确的业务目标	20%	27%	47%

■ 高　　■ 非常高

资料来源：《智能运营：决胜未来》，HfS Research与埃森哲共同对460家企业开展的调查，2017年

因为任何平台、算法和工具都不可能自己运行，亟需各类能够准确把握数字化技术、行业重心和职能重点的创新型及创业型人才。

过去，企业业务流程的服务交付一直秉承运营优先的理念。未来，相比确保日常运营流程的稳定性，企业员工将充分利用自动化、分析和AI技术，专注于创新并把握增长机会，确保将问题解决在萌芽阶段。

换句话说，企业必须把握好两种需求之间的平衡：一种是对各项软技能和创新思维的需求（未来工作岗位的主要转变方向），另一种是对强大运营能力

和数字化技术（包括分析、AI、自动化、机器学习、云以及安全技术）的持续性需求。

然而，根据图八和图九中的调查结果，企业对人才的态度是自相矛盾的。55%的受访企业认为数据分析、AI和机器学习等能力的缺失是企业实现既定业务目标的最大障碍（见图八）。然而，当问及这些企业对员工的首要要求时，数字化、云、自动化和AI技术能力却排名垫底（见图九）。这一矛盾充分表明企业对上述能力重要性的认识还远远不够。

要想打造面向未来的人才队伍，企业需要全面提升人力资源部门和招聘流

图九 打造创新型员工团队势在必行

当前企业对人才的三大需求分别是什么？

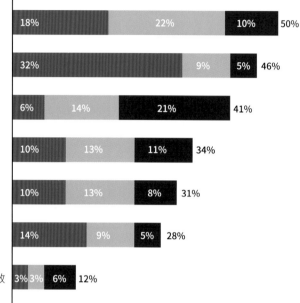

	第一	第二	第三	
创造力、创业精神以及对创新永葆好奇心	18%	22%	10%	50%
探索服务生态系统中全新的合作模式	32%	9%	5%	46%
敏锐的商业头脑（把握流程、技术、创新决策与成本之间的平衡）	6%	14%	21%	41%
推动变革的愿景和能力	10%	13%	11%	34%
极具影响力的高级管理人员	10%	13%	8%	31%
确定业务成果	14%	9%	5%	28%
了解业务流程并利用自动化和AI技术提升绩效	3%	3%	6%	12%

资料来源：《智能运营：决胜未来》，HfS Research与埃森哲共同对460家企业开展的调查，2017年

程的敏捷性，同时通过开展战略性合作充分利用服务生态系统中的资源。

例如，零工经济（gig economy）将催生创业型和数字化人才。要想充分利用这些技能，企业需根据业务需求不断调整员工团队。采用流动性平台，企业可以快速组建分布式项目团队并在项目完成后立即解散。此外，生态系统合作伙伴在提供关键支持能力方面也发挥着重要作用。

全面提升企业灵活性可助力企业运营模式转型：摆脱过去静态的业务流程结构，逐渐发展成为"开放式的人才市场"，让企业能够快速搜索内外部人才市场与合作伙伴，以满足相关技能需求。

这一转变不仅能够提高效率，还将加速企业变革并彻底颠覆企业的创新模式。

制胜要素二：数据支持

数据是实现智能运营的坚实基础。对企业内外部生态系统中的结构化和非结构化数据进行恰当整合和分析，能够为企业提供深层次洞察，从而提升企业绩效。实际上，超过 **90%** 的受访企业认为数据驱动型决策可助力企业实现既定业务目标（见图十）。

不过，如何充分利用数据对大多数企业而言仍然是一项挑战。例如，在流程优化或自动化过程中，企业往往发现企业流程中存在大量无法识别的手写内

图十 数据支持对于实现智能运营至关重要

您认为数据驱动型决策在助力企业
实现既定业务目标方面有多重要？

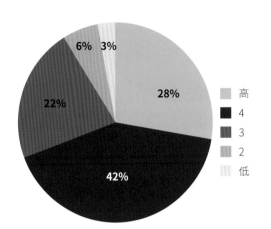

6% 3%

22%

42%

28%

高
4
3
2
低

以下哪些机制最符合企业的主要数
据管理战略？

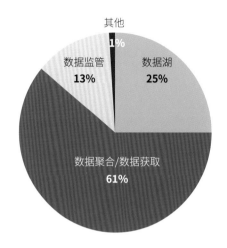

其他 1%

数据监管
13%

数据湖
25%

数据聚合/数据获取
61%

资料来源：《智能运营：决胜未来》，HfS Research与埃森哲共同对460家企业开展的调查，2017年

容、非标准表格、PDF 文件和图片。超过 80% 的受访企业表示，50%~90% 的非结构化数据都没有利用起来。

此外，来自供应商与社交媒体和行业云等的其他外部数据进一步提升了这些数据的数量、复杂程度和多样性。企业应当充分利用数据简化流程并总结出深层次的数据洞察。

鉴于数据在智能运营方面的关键作用，企业亟须制定切实可行的数据战略。绝大多数受访企业已经认识到了这一点。99% 的受访企业已经围绕数据管理的三大要素制定了相关战略（见图十）：

• 通过数据聚合对来自不同数据库的数据进行整合，形成综合数据集并进而生成数据洞察；

• 利用数据湖以自然格式将数据存储在单一存储库中。数据湖旨在存储各类结构化和非结构化的企业数据，确保这些数据可用于报告、可视化、分析和机器学习技术；

• 通过数据监管整理、集成并呈现从不同来源收集的数据，从而持续维护并提升数据价值。

数据必将成为未来企业的命脉和价值所在，有能力应对上述海量数据的企业有望在未来实现长足发展。

制胜要素三：应用智能

今年年初，HfS 曾指出机器人流程自动化（RPA）、分析和人工智能技术将全面推动企业实现业务运营优化、革新和转型。虽然三种价值主张明显不同（RPA 可推动效率提升、智能分析技术可优化决策、AI 可协助解决业务难题），但上述三大驱动动因正逐渐走向融合。

例如，智能分析技术越来越依赖自然语言处理（NLP）等 AI 工具以实现基

图十一 应用智能

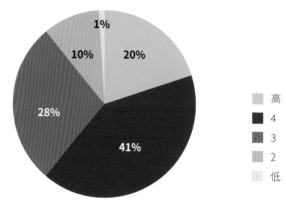

您认为自动化/AI技术在助力企业
实现既定业务目标方面有多重要？

	高
	4
	3
	2
	低

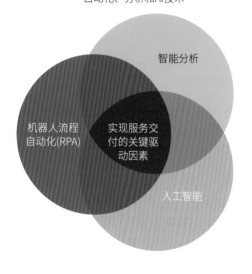

HfS提出的推动业务和流程转型的"三驾马车"：
自动化、分析和AI技术

机器人流程自动化(RPA)
· 提升效率/生产力
· 主要为结构性数据
· 需要人为干预以完成需要判断力的任务并完成
　变更/改进
· 不会干扰旧版IT基础架构、适合企业用户

智能分析
· 优化决策
· 结构化和非机构化数据
· 由员工根据不断自我改进和学习的洞察和建议
　制定最终决策
· 可快速感知、理解、适应和建议

人工智能
· 解决业务难题
· 结构化和非机构化数据
· 员工只需负责目标设定和初始培训
· 集成推理、专业知识、规划、学习、自然语言
　处理和/或感知能力

资料来源：《智能运营：决胜未来》，HfS Research与埃森哲共同对460家企业开展的调查，2017年

于调查的分析，利用神经网络探索数据并利用学习算法构建预测模型。比如，某金融机构的投资组合经理利用来自信用卡的匿名数据集构建预测模型，从而推测零售绩效。

实际上，自动化、分析和AI这三驾马车将成为推动企业业务和流程转型的中坚力量。受访企业表示：近**90%**的企业认为自动化和AI技术能够助力企业实现业务目标（见图十一）。随着分布式账本技术（DLT，通称区块链）和物联网

（IoT）等新兴技术不断走向成熟，并与上述三大驱动因素相互作用，未来必将共同推动业务和流程转型。

企业必须明确，推动企业转型是一个非线性过程，不存在特定的起始时间。没有必要从最基本的自动化技术开始，然后逐渐过渡到基于AI的高级自动化技术。企业可以从上述三大技术的任意节点发起转型。不过，无论选择从哪个节点开始变革，企业必须明确自身需要解决的业务难题，然后选择恰当的工具组

合以寻求解决方案。

为此，企业必须配备拥有敏锐业务视角且知晓何时以何种方式使用何种工具的创新型人才。我们都知道，不是人多就能解决问题，同样地，单纯依靠高级的软件和技术根本无法推动企业转型。

制胜要素四：云赋能

云技术是联结智能运营所有要素的基础和支柱。云技术能够加速并优化数据集成，支持企业按需调整规模大小。行业云可整合不同行业和云应用程序平台的洞察，从而帮助企业迈向"即服务"环境。

举个例子，超过 90% 的受访企业希望访问即用型数字化服务，同时确保企业级的全方位安全（见图十二）。然而，一项关键制约因素正在阻碍企业全面部署云技术：49% 的受访企业指出，企业各职能部门采用的技术中有半数以上都是传统技术，这就意味着企业需要投入巨资以部署新技术。这一认知使得许多渴望充分运用云技术的企业纷纷"望而却步"。

可喜的是，许多企业都在探索如何替换或更新传统技术。实际上，已经有 25% 的企业完成了老旧设施的更新换代，另有 42% 的企业已经制定了详细的计划（见图十三）。极具前瞻性的企业已经充分认识到，企业的许多技术平台和服务已经过时，与此同时，"即服务"模式将为企业节约大量技术投入。

充分运用云技术能够帮助企业节约大量成本并在安全环境中加速产品和服务上市，防止落后的技术和冗杂的后台团队拖后腿。

图十二 采用安全的即用型数字化服务的必要性

全方位的安全保障以及即用型数字化服务将为企业的实时运营能力带来多大影响？

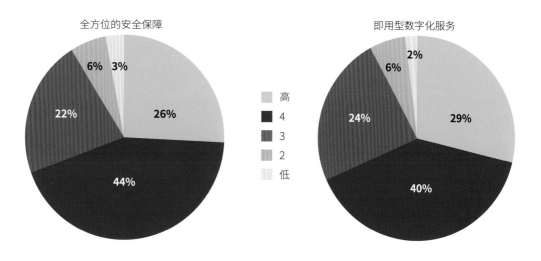

资料来源：《智能运营：决胜未来》，HfS Research与埃森哲共同对460家企业开展的调查，2017年

图十三 老旧设施的更新计划

企业是否制定了老旧设施的更新换代计划？

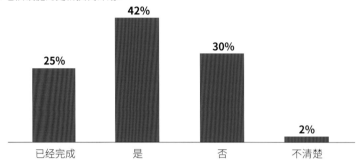

资料来源：《智能运营：决胜未来》，HfS Research与埃森哲共同对460家企业开展的调查，2017年

制胜要素五：智能化生态系统

许多敏锐的企业已经认识到，没有一家企业能够做到十全十美。企业需要通过合作获取自身所需的技能和数据，同时提升数据的多样化，推动企业不断发展进步并驱动创新，而不是像过去那样针对具体项目进行改进。

实际上，九成以上的受访企业认为，与合作伙伴密切合作对于实现业务目标至关重要（见图十四）。近一半的受访

企业将探索全新合作方式的能力视作三大人才需求之一（见图九）。鉴于创新型人才严重匮乏，这一数据也在意料之中。要想在未来实现长足发展，企业必须在整个生态系统内构建合作伙伴关系，从而把握市场机遇并实现发展目标。这一生态系统将不断扩展并吸引初创企业、学术界、技术和平台供应商。

相比传统的服务交付模式，当前企业更倾向于与服务供应商开展密切合作。

图十四 智能化生态系统的作用

您认为与生态系统合作伙伴密切合作在助力企业实现既定业务目标方面有多重要？

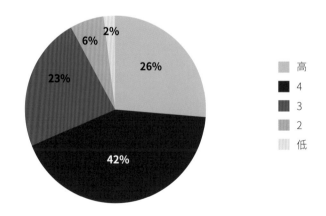

资料来源：《智能运营：决胜未来》，HfS Research与埃森哲共同对460家企业开展的调查，2017年

图十五 运营转型的触发因素

以下哪些事件或措施最有可能引发企业重大运营转型？

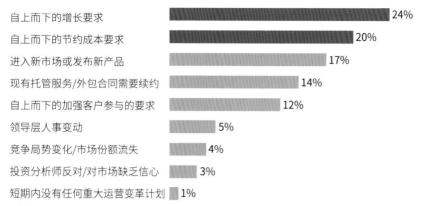

自上而下的增长要求	24%
自上而下的节约成本要求	20%
进入新市场或发布新产品	17%
现有托管服务/外包合同需要续约	14%
自上而下的加强客户参与的要求	12%
领导层人事变动	5%
竞争局势变化/市场份额流失	4%
投资分析师反对/对市场缺乏信心	3%
短期内没有任何重大运营变革计划	1%

资料来源：《智能运营：决胜未来》，HfS Research与埃森哲共同对460家企业开展的调查，2017年

外部服务交付不同于传统的"暗箱交付"。随着RPA等新技术不断出现以及广泛应用数字化流程导致结构化数据不断增加，企业运营主管开始重掌控制权。

聚焦业务成长

企业不可能仅靠降低成本取得成功，实现营收增长同样甚至更加重要（见图十五）。实际上，不少受访企业表示，希望在未来三年将企业的运营成本降低约**22%**，与此同时，他们还希望将企业营收提高约**21%**（见图十六）。

事实上，当前企业应当谨慎把握好提升客户体验、与时俱进以及提高生产效率这三项发展目标之间的平衡。过去二十载，企业已经实现了降低成本、提高效率和生产力这三大目标。但是在未来，企业需要专注提高营收，同时确保利润增长。

为实现这一目标，企业运营部门应当

图十六 转型目标

您希望企业在未来三年内实现哪些财务目标以支持面向敏捷实时运营模式的转型？

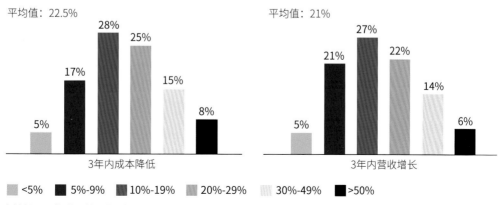

平均值：22.5%

<5%	5%-9%	10%-19%	20%-29%	30%-49%	>50%
5%	17%	28%	25%	15%	8%

3年内成本降低

平均值：21%

<5%	5%-9%	10%-19%	20%-29%	30%-49%	>50%
5%	21%	27%	22%	14%	6%

3年内营收增长

■ <5%　■ 5%-9%　■ 10%-19%　■ 20%-29%　□ 30%-49%　■ >50%

资料来源：《智能运营：决胜未来》，HfS Research与埃森哲共同对460家企业开展的调查，2017年

能够助力企业实时制定预测性决策、取得杰出的业务成果并获取突破性客户洞察。要想实现这一目标，企业必须彻底颠覆传统运营战略并大踏步迈向智能运营。而要实现这点，企业高管们应该认真思考以下五个问题并找出答案。

1. 是否拥有引领企业走向未来的人才队伍？

企业需要具备创新能力、创造力、设计思维、数字化技术、相关业务流程和行业技能的人才。显然，上述所有能力不可能集于一人。因此，企业必须采用敏捷的人才聘用模式，根据市场需求进行规模调整，从而为企业招揽具备丰富行业、领域和数字化（自动化、AI 和数据技术）专业知识的稀缺性人才。企业还应积极完善培训战略，帮助现有员工提升各项技能，从而在当前和未来的市场竞争中立于不败之地。

2. 能否排除干扰并获取正确数据？

企业应当充分利用业务流程中的数据，以了解当前绩效并优化未来运营，这一点非常重要。企业需要收集、存储、处理和部署海量数据（内外部数据、第三方数据与合作伙伴数据）并实现数据

价值，从而助力企业制定明智决策并取得突破性业务成果。

3. 通过应用智能技术更快获取洞察和加速创新？

企业必须全面整合应用智能技术（包括自动化、高级分析、机器学习、自然语言处理和其他 AI 技术）和领域及行业知识，从而实现真正的智能运营。

4. 企业基础架构是否灵活敏捷，能够预测并及时满足客户需求？

要想提升企业敏捷性并在当前激烈的竞争环境中脱颖而出，企业必须积极拥抱健康的云解决方案生态系统。云技术能够帮助企业加速创新、降低 IT 成本并提高敏捷性和可扩展性。

5. 企业是否建立了智能化生态系统，并充分挖掘其创新潜力？

数字化业务必须具备实时创新能力，而互联生态系统能帮助企业实现这点，因为它提供了各项能力和资源，对于企业快速实现创新目标至关重要。这里的生态系统应当包括技术合作伙伴、初创企业、高等院校以及产品和平台合作伙伴。◪

作者简介

菲尔·费什特
HfS 首席执行官兼首席分析师

朱虹
埃森哲运营服务大中华区总裁
常驻上海
samantha.h.zhu@accenture.com

李惠红
埃森哲大中华区运营交付中心主管董事总经理
常驻大连
jenny.huihong.li@accenture.com

研究方法

本研究对 460 家企业参与技术和服务购买决策的高管进行了全面调研，在此基础之上生成研究结果。本研究于 2017 年第三季度开展，采用电话和在线调查相结合的方式，并通过电话进行深层次开放式问题访谈，并获取调查结果。

研究对象统计分布

遍及全球 12 个国家 / 地区

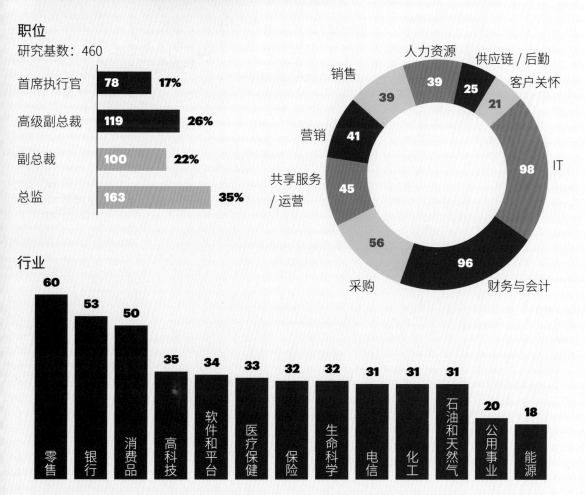

欧洲 / 拉美	北美	亚太地区
英国 (30)	美国 (130)	新加坡 (30)
西班牙 (30)	加拿大 (30)	澳大利亚 (30)
意大利 (30)		中国 (30)
法国 (30)		日本 (30)
巴西 (30)		
德国 (30)		

公司营收（美元）

<100 亿美元

30 亿 ~100 亿美元之间 (322)

>100 亿美元

超过 100 亿美元 (138)

职位

研究基数：460

首席执行官	78	17%
高级副总裁	119	26%
副总裁	100	22%
总监	163	35%

人力资源 39
销售 39
供应链 / 后勤 25
客户关怀 21
营销 41
IT 98
共享服务 / 运营 45
财务与会计 96
采购 56

行业

零售	60
银行	53
消费品	50
高科技	35
软件和平台	34
医疗保健	33
保险	32
生命科学	32
电信	31
化工	31
石油和天然气	31
公用事业	20
能源	18

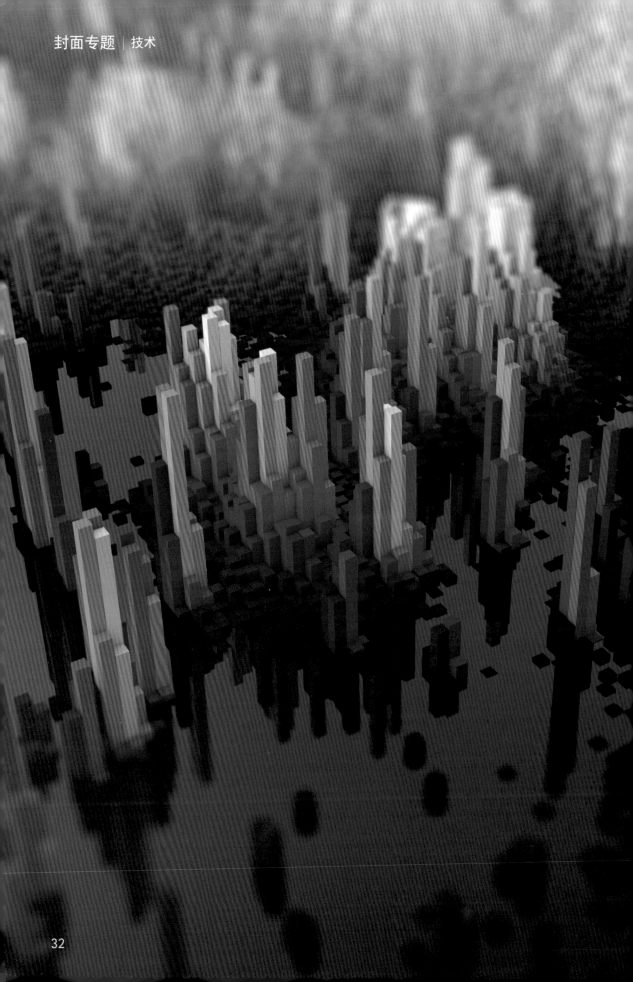

拥抱 NEW IT

马克·米勒（Mark Miller）、马克斯·富尔曼诺夫（Max Furmanov） | 文

在企业的数字化转型道路上发生了一件趣事：在过去，大多数企业都将信息技术（IT）视为辅助部门，而今，IT 已"一跃成为一颗业务超新星"。

技术曾经只是业务的配角，现如今已自成一项业务。"新信息技术（NEW IT）"指企业 CTO（首席技术官）和 CIO（首席信息官）依照数字化时代特征，重新打造对业务至关重要的 IT 服务，更好地满足数字时代内外部客户的需求。

过去，技术领导者往往将重点放在 ERP（企业资源计划）能力上，以优化企业资源，实现降本增效。然而，在过去几十年间支撑着企业前进的技术和实践，其有效性在大大减弱。因为这些技术原本就不是为当今这个数字化时代而设计的。

在新世界，不是大鱼吃小鱼，而是快鱼吃慢鱼。

与过去相比，数字时代技术领导者的责任已呈现几何级增长。如今，这些领导者既要注重培育和部署新的生态系统，还要思考一系列创新解决方案，比如人工智能（AI）、区块链（blockchain）、自动化和高级分析技术。

然而，NEW IT 远不止新技术这么简单。要打造 NEW IT 所需的敏捷性，除了新技术本身，更需要将创新成果转化成业务成果的新技能和新方法。这意味着要对传统技术战略、开发和交付模式进行根本性变革。

探索 NEW IT 变革

NEW IT 从三方面改变了传统信息技术：

变革"交付"

过去，企业往往先预测市场需求，然后一年后制定出相应的业务计划，如今这一模式早已过时，企业要快速发现和响应行业趋势，并在市场需求最旺盛时，将业务投向市场。为实现这一变革，NEW IT 充分利用设计思维、敏捷性、精益工程、开发与运维（DevOps）以及分析法，从而在提升速度和质量的同时降低成本。

变革"内容"

这意味着强化先进技术和平台，帮助企业更快、更好和更高效地运转。大型团队不再致力于开发复杂解决方案，而是整合内部和外部资源，进行组合式开发，从而实现解决方案的快速开发和

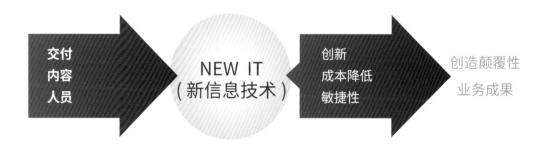

产业化。实现变革还意味着更加注重安全和云解决方案。专注重新定义平台和基础设施的企业倾向于使用具备原生云（cloud-native）和"移动优先"能力的松散耦合、轻量化和微服务型解决方案。这些企业为解决方案配备了强大的监控、分析和"自恢复"（self-healing）能力以及自动缩放（auto-scaling）功能。

变革"人员"

依靠多样化的新工作方式和各式工具，企业如今可以合理组织员工，让员工更有效地开展工作。传统机制下，企业往往会将一些常规技能集中在卓越中心，以实现规模效应以及更有效的知识部署。现如今，企业能够改变流程和技术，实现更多职能部门的自动化，并使用流动性劳动力。要使 NEW IT 取得成功，

领导者需要统一企业的人才资本战略、组织结构、人才战略和采购计划，创建具有冒险精神的企业文化。

三重地平线战略：把握技术趋势

通过有效掌握 NEW IT 的三大元素："交付"、"内容"和"人员"，企业能够占据竞争优势，依靠比以往更快的速度、更低的成本、更优的价值，颠覆所处行业。

NEW IT 为试验和应用新兴技术打下了基础，使企业能够快速区分出有效和无效技术，并调整开发速度来满足当下需求。这一点至关重要，因为一些新型技术，如人工智能、自动化、分析法、DevOps 或平台即服务（PaaS）需要不同的技术场景，按不同的速度逐步推行，并且采取不同的试错流程。

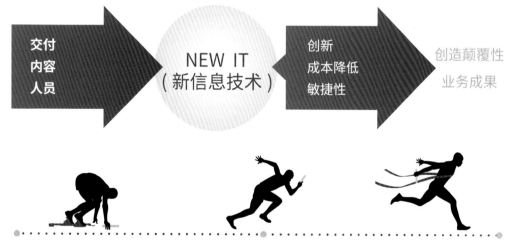

第一重地平线	第二重地平线	第三重地平线
当前状况	**未来 12 ～ 36 个月的状况**	**未来 36 个月的状况**
当前技术和实践	高增长技术和实践	高潜力技术和实践

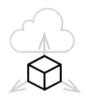

第一重地平线聚焦于现在。这一场景包括当下的技术和实践，致力于帮助企业提升现有技术解决方案，降低成本，而这些技术解决方案支撑着企业现有业务模式。云架构、平台战略、敏捷方法等实践，均已证明 NEW IT 可推动价值提升，且这些实践的普及率将继续攀升。对于大多数企业而言，这意味着在组织内部采纳这些技术和实践并进行规范化，从中挖掘最大价值。

第二重地平线将目光投向未来12 ～ 36 个月。涉及支持新产品、新业务模式或新服务的高增长技术和实践。典型的技术包括区块链、人工智能和无服务器计算（serverless computing），而每一项技术的能力都在不断增强，且都有着快速扩展的生态系统。这些技术在多数企业级业务中仍处在早期试验阶段，但现有企业实践表明，这些技术有望大幅提升现有业务或创造大量新业务。不过，到目前，已在整个企业部署这些技术并利用其获利的企业少之又少。但各个企业都应积极探索这些技术，提升技术能力，打造技术联盟，支持其在未来业务中的应用。

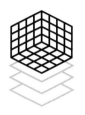

第三重地平线关注 36 个月以后的技术趋势。聚焦未来引发重大颠覆性变化的前瞻性、高潜力技术和实践。量子计算便是一个例子，虽然一些企业已经成功开展并公开了量子计算的首批基础用例，但这一技术目前仍不稳定、不经济，而且不够灵活。这些技术目前都已列入了企业的"观察名单"，对大多数企业来说，它们代表了未来。

变革企业技术

交付方式

NEW IT 不仅为企业带来新技术，还将变革其交付技术解决方案的方式。

过去 30 年，部署大型 IT 项目如同一场"登月计划"，意义重大，牵涉海量事务。这些解决方案成本高昂且十分复杂，因而上市周期长，往往要一年或以上才能投入市场，而且需要配备关键的设计、开发和测试团队。这一方法常常会让企业陷入由某一产品和软件来"决定业务成败"的赌局之中，颇具风险。

NEW IT 则改变了旧有方式，将重心转向敏捷性交付，着眼用户体验、经分析证明的结果以及迭代。交付周期也从过去的数月乃至数年缩短至几天或几周。这意味着企业要勇于打破常规，敢于犯错，然后利用清晰的分析方法和数据来加快学习周期。

传统应用

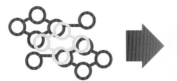

- 复杂
- 升级效率低
- 长期依赖于技术堆栈

- 修正／重构单片系统，
  将其分割为若干组件和层面
- 将组件更新为 SaaS（软件即服务）
  解决方案或者新的 PaaS（平台即
  服务）／IaaS（基础设施即服务）
- 语言或数据库转换
- 从业务堆栈迁移至云服务

面向未来的应用

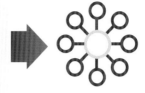

- 简洁
- 升级效率高
- 减少对技术堆栈的
  长期依赖

重新考量架构与技术

为了有效实现 NEW IT，企业还需要改变现有技术架构。

NEW IT 要求企业搭建相应的平台，从而更加便捷高效地整合各类应用。通过 API（应用程序编程接口）和微服务，"解耦"单片系统能够使企业更灵活地提供服务，这也是创新的要件。

与传统架构相比，NEW IT 架构必须适应性更强，以便迅速将产品和服务投放市场。而这通常需要与遗留系统实现无缝连接。某大型娱乐酒店利用远程数字设备接待到访客户，为其提供更加个性化的体验。然而，为实现这一目标，远程设备架构必须无缝整合多种新系统和遗留系统。

一家名为 IFTTT（IF This, Then That）的企业为客户提供 app，该 app 利用"若 XXX 进行 YYY 行为则执行 ZZZ"这一触发条件，能够轻松整合其他 app。例如，当某用户电话中的 GPS 传感器探测到她将要驶入私家车道时，即可通过相应的家居自动化 app，自动打开屋内的灯。

让团队适应架构更新

推动先进的团队协作并非易事，这要求企业采用创新的员工组织模式，将交付技术的责任落实到每位员工。但各企业一般都有一套自己的文化和办事流程，没有固定模板可以套用。因此，架构更新可能会遇到阻力。

这里的主要问题来自目前占主流的企业组织架构。财富 500 强企业通常采用垂直业务模式，在此模式中，各业务部门分别为客户提供产品和服务。不过，客户可能会希望"横向"与企业打交道，这意味着从某业务部门购买的产品能够整合来自其他部门的服务。客户是轮流与不同业务部门打交道的，如果在此过程中遇到了阻力，客户满意度会大幅降低。

反观数字化原生企业。它们的组织

架构围绕着其提供的产品和服务来搭建，以确保客户能够获得无缝的端到端用户体验。

脸书（Facebook）就采用了横向组织模式。显然，这一变革并非一帆风顺，因为大部分员工的工作均基于垂直架构，通常会抵触这一变革。成功实现组织转型的企业会变得更加敏捷，速度更快，能够更迅速地将产品和服务投放市场。同时，产品和服务的质量会大幅提升，更加适应市场需求，从而吸引更多客户。

这里的关键是，必须完全整合软件交付周期，从而扫除可能的障碍。在理想情况下，软件交付应当交给一个单独的团队负责，整个流程一气呵成，而这需要企业从全新的角度考量这一流程。DevOp 和精益思维等工具和方法可以推动实现这一敏捷的迭代式交付周期。

千里之行，始于足下

当企业领导在部署 NEW IT 战略时，实施路径看起来是一个棘手问题。幸运的是，这一挑战可以分为各个可管理的模块，对企业领导来说，下周一早晨需要处理什么工作一目了然，每一周、每一月、每一年的工作任务也有大体脉络。为了有效实现 NEW IT 转型，企业只需遵循以下四大建议。

确认最佳起点。优先探索潜力最大的领域，加速创新和差异化发展。采用数字技术，以及面向客户端的数字化交互系统。

建立核心应用的多速交付能力。解耦核心系统，采用各类新做法（例如敏捷的持续交付和基于 API、微服务和虚拟化云解决方案的灵活架构），按需提高交付速度。

为长期进展做好准备。打破业务和 IT 间的传统障碍，加速转型，实现基于软件的交互式未来。

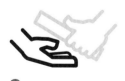

1

确定从哪里开始，然后尽快启动

2

建立起核心应用的多速交付能力

3

为长期发展做好准备

4

培养新技能，培育新文化

培养新技能，培育新文化。 加速建立创新所需的构建—衡量—学习（build-measure-learn）模式。

在各行各业，在位企业都面临着来自数字化原生企业的挑战，它们需要适应新的竞争环境，部署 NEW IT 战略应该即刻开始，刻不容缓。但必须注意的是，这不是一个一步到位的整体解决方案，仅仅购买新技术本身是不够的。为了在市场中占据上风，企业必须在转型之初就采用新的信息技术，并持续探索实现这些目标的最优方式。为了实现这一点，他们还必须重新评估企业文化和组织架构。◪

作者简介

马克·米勒

埃森哲通信、媒体与技术部董事总经理，NEW IT 全球主管
常驻夏洛特
mark.d.miller@accenture.com

马克斯·富尔曼诺夫

埃森哲技术部董事总经理，新兴技术全球主管
常驻纽约
max.furmanov@accenture.com

数字化时代 CFO 新使命

单艺、王焮、盛浩 | 文

　　作为企业价值管理的核心部门，财务部门在企业数字化转型之旅中扮演什么角色？如何支持和适应企业转型？如何提升自身能力？

当前，以云计算、大数据、人工智能、区块链等为代表的新一代数字技术发展得如火如荼，这些技术与各领域、各行业融合创新，推动着数字经济的发展。而处于新旧动能转化期的中国经济，正步入经济"新常态"，经济增长从高速转为中高速，从规模速度型粗放增长转向质量效率型集约增长。对于企业而言，外部环境的变化给其原有竞争优势和运营模式带来一系列挑战。

面对外在环境的巨变，企业纷纷拥抱数字技术和新的商业模式，踏上转型之路，寻求新的价值增长点。而作为企业价值管理的核心部门，财务部门在企业数字化转型之旅中扮演什么角色？如何支持和适应企业转型？如何提升自身能力？

为此，2017 年，埃森哲联合中国总会计师协会对 100 家领先中国企业的 CFO（首席财务官）开展了调研，深入了解中国企业财务管理的现状和发展趋势，了解财务高管们在转型中遇到的挑战和困难，旨在探索新时代企业财务组织的转型之道。

理想 V.S. 现实，酝酿财务转型机遇

一直以来，中国企业的财务高管们希望在企业运营中发挥更大价值，将关注点从传统的会计和控制转向战略与股东价值，投入更多精力支持公司决策，给予业务部门更强的支持。然而，理想丰满，现实骨感。对比埃森哲和中国总会计师协会在 2012 年对财务高管所做的调研，财务部门过去几年在这方面的表现并不尽如人意：财务高管对财务部门在支持企业战略和变革方面的满意度明显下降。

受访者对财务部门在聚焦于企业的战略方向、推动企业内部积极变革和支持并购活动实施等三方面表示满意的比例仅为 48%、44% 和 42%，比五年前分别下降了 10、15 和 9 个百分点（见图一）。

但企业的数字化之旅为财务部门转型带来了全新的机遇。在本次调研中，

图一 目前财务高管对涉及企业战略和变革方面的满意度相对较低

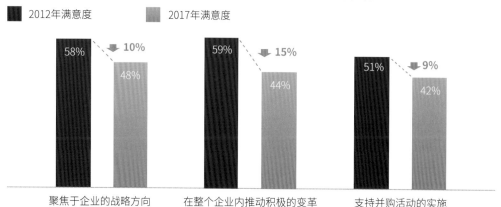

■ 2012年满意度　　■ 2017年满意度

- 聚焦于企业的战略方向：58% / 48%（↓10%）
- 在整个企业内推动积极的变革：59% / 44%（↓15%）
- 支持并购活动的实施：51% / 42%（↓9%）

资料来源：2017埃森哲-中国总会计师协会CFO高管调研

过去两年把数字技术和业务的迁移当作首要战略举措的公司已有**28%**；而展望未来两年，这个比例将上升到**58%**。但在数字化浪潮的另一面是**80%**的企业认为数字技术没带来他们所期望的回报（见图二）。

　　理想与现实的差距，为中国企业的CFO们带来了提升财务定位的契机。中国企业的CFO可以顺时而动，引领企业驾驭数字技术，提升数字化投资回报，在企业的数字化转型和新业务的拓展中担当重任，成为企业价值管理的架构师。

　　在这个转型之旅中，在企业规划、决策、控制和评价等方面起着重要作用的管理会计毫无疑问将发挥引领作用；而数字技术的发展使得管理会计也在与时俱进，被不断地赋予新的内涵。

CFO 成为数字化转型主力军

支持战略决策

　　数字化转型是一个不断探索的过程，机遇与风险并存。根据我们的调研，在这个过程中，财务部门可以在提供战略洞察，新业务规划和决策，以及风险控制方面发挥更多作用（见图三）。

　　而且，中国企业CFO们对自己在

图二　数字技术的投资回报率并不明确

Q. 贵公司部署数字技术的投资回报率（ROI）如何？

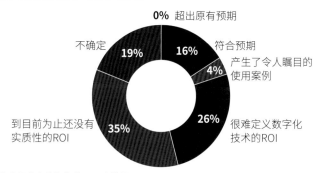

资料来源：2017埃森哲-中国总会计师协会CFO高管调研

图三　未来，财务职能更关注战略决策和业务支持

Q. 您认为以下哪一项最贴切地描述了未来财务职能的定位？

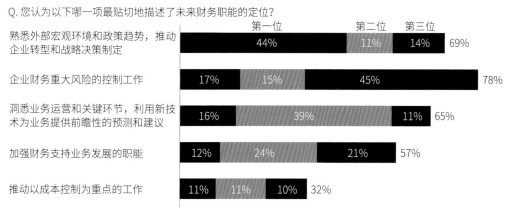

资料来源：2017埃森哲-中国总会计师协会CFO高管调研

图四 首席财务官积极参与数字技术投入与决策
Q. 首席财务官对数字技术投入评估的参与度如何？

■ 推动决策与实施　■ 提供意见　■ 完全不参与　■ 不确定

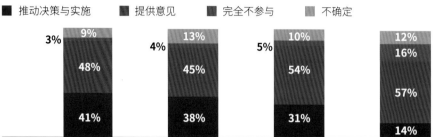

3%　9%	4%　13%	5%　10%	12%
48%	45%	54%	16%
			57%
41%	38%	31%	14%
对技术投资决策进行指导、优先排序和管理	在新技术实施过程中，对企业成本模式进行重新定义	从立项到实施后阶段，对投资回报进行追踪监测	具体的技术取舍

资料来源：2017埃森哲-中国总会计师协会CFO高管调研

决策方面的影响力有着更高期待。高达90%左右的受访者希望在以下三方面发挥更大影响力：参与商业模式创新的规划与实施、建立新业务下的财务标准和政策；为企业提供深具见地的数据分析；企业新业务的布局和数字技术应用。

做数字化投资"守门人"

上文中我们提到目前国内企业的数字技术投资回报还远远达不到企业预期，财务部门在这方面可以发挥更积极的作用，帮助企业改善数字投资回报。虽然财务高管们愿意成为企业数字化转型的积极参与者和关键决策者，但在实践中，他们对数字化投资的参与程度还有很大提升空间，这体现在从数字化投资的事前评估到事后监测的整个流程中。

根据我们的调研，在数字化转型的前期准备工作方面，能积极对技术投资决策进行指导、优先排序和管理的财务领导人只有41%；在数字技术的实施过程中，能主动对企业成本模式进行重新定义和投入产出分析的企业财务领导的比例不到40%；而能积极推动投资回报的追踪与监测的只有三分之一左右。其余的CFO虽然也积极参与到数字化投资中，但发挥的作用只是提供意见（见图四）。

案 例

CFO及其团队积极参与投资决策和监控，会在很大程度上减少投资风险，提升投资效果。例如，一家大型运输公司投资数亿美元购置了新一代技术平台。尽管建立了收益成本模型，但该项目团队却未能将数字化战略、资本配置与项目执行、收益实现进行很好的关联。项目范围变更以及多家供应商的参与也带来了连贯性、一致性的问题。

不仅关键利益相关者未能把握新技术在价值创造方面的潜力，项目成果交付责任人也没有明确。在这些因素的共同作用下，公司管理人员无法与董事会进行有效沟通，因此无法清晰阐述实际取得的业绩成果。

如果由财务部门进行主导，结果会截然不同。曾经有一家市值数十亿美元的全球性酒店启动了一项5亿美元的战略增长计划，由财务规划和分析团队作为执行团队的中坚力量。该团队参与了每周的项目管理会议，对整体战略方向给予指导并确保了参与计划的各个部门之间的紧密协作。

财务规划和分析要求各组组长负责汇报成本收益的最新状况，跟踪项目进度，了解计划取得的成果，并向高层领导和董事会汇报结果。在项目启动12个月之后，该公司计划提高该项目的初始财务目标。财务规划和分析根据深入的分析和洞察，重新设定了基线，并设计了20%的弹性目标。无论从哪个角度看，这都是一个实实在在的成功案例。

建立数据分析能力是财务职能数字化转型的关键

为了更好地支持企业数字化转型的战略决策，受访的财务高管们有 **3/4** 将建立数据分析能力和加强对业务的支持当作财务部门未来两年工作的首要议程（见图五）。财务团队所处的位置使他们能够对企业的运营状况有着清晰的认识，因此他们最适合成为企业分析力和洞察力的源泉；而与业务部门的充分融合也将有助于他们提供给业务部门最直接的支持。

在这些议程中，管理会计会是关键推手。而随着数据可获得性和分析能力的提升，管理会计也将迈上新台阶。数据是管理会计中最重要的经营管理资源，和过去相比，随着物联网、云、人工智能等技术的发展和应用，管理会计中数据的收集、存储、分析和共享模式都会有很大的改变。

现在的数据有着更高的实时性、动态性，非结构化数据越来越多，不同部门之间有着更多的信息交换和共享，人工智能技术逐渐被应用在数据分析中。例如，目前主流的快递企业都在建立对成本和运输时效进行实时分析的数据分析平台，确保分析能够足够贴近业务且具有很高的及时性，而这些应用与传统的管理会计相比，已经有了很大差异。

图五 建立对业务的支持能力和数据分析能力是财务高管的首要议程

Q.您的财务领导层计划在未来两年中推进下列哪一项议程？

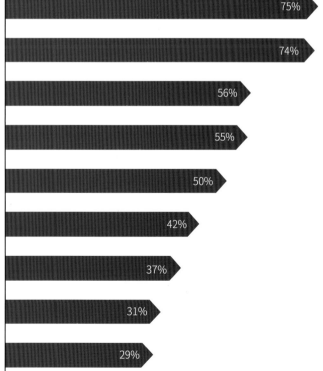

资料来源：2017埃森哲-中国总会计师协会CFO高管调研

实现卓越运营

战略实施需要相应的运营能力支撑。当被问及贵公司的财务运营模式和组织是否支持业务发展需求时，65%的受访财务高管认为只是部分支持，表示财务运营完全支持业务发展的受访高管仅占35%。要推动企业的数字化转型，财务运营模式的变革迫在眉睫。我们的调研发现，财务运营模式的变革主要在体现在三个方面：

从向"钱"看，到向"前"看

在企业迈向数字化的进程中，数据和分析技术是核心驱动力（见图六）。

财务工作再也不能满足于被动地记录和分析历史，管好钱袋子；企业管理层也只能通过财务部门提供的报表被动接受企业的经营结果，无法进行有效的事前预算和事中控制。财务人员应该深入企业业务的价值链，基于数据做出前瞻性的分析和预测，帮助企业管理层把握未来发展的方向，防范风险。

例如某寿险企业的管理会计已经不局限于对于成本和盈利性等传统指标的事后管理和分析，更重要的是对于客群、营销、产品设计和定价等方面的支持，结合内部和外部的大数据分析，为各个业务领域提供更加深入和全面的洞察和建议。

图六 运营模式的改善主要集中在数据分析和决策支撑能力

Q. 您认为贵公司的财务整体运营模式主要在哪些方面需要改善？

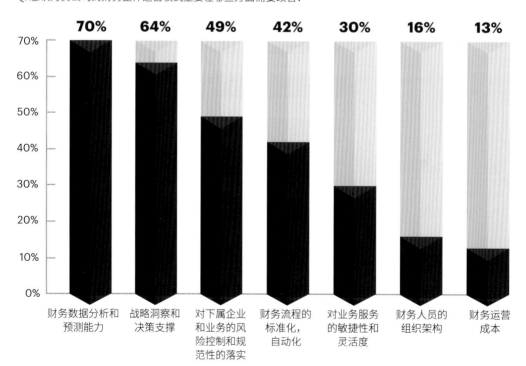

资料来源：2017埃森哲-中国总会计师协会CFO高管调研

业财融合：数据和流程集成联动

在财务工作中，预算被公认为是最重要和最具前瞻性的财务工具。确实，多年来越来越多的国内企业意识到了预算工作的重要性。在受访企业的财务部门中，将预算作为财务部门首要工作的比例已经从 2012 年的 35% 上升至 2017 年的 41%。

但是，现阶段国内企业的预算管理工作仍有很大改善空间，财务部门迫切需要改善财务与业务的集成性和联动性。在 2017 年的调查中，多达 87% 的受访 CFO 认为这是财务组织在未来预算管理工作需要提升的主要方面。

作为企业数字化的核心资产，数据自然是财务和业务部门协调与融合的关键。在数据分析方面，财务要提升业务数据和财务数据的集成度以及为业务绩效提供多维度的灵活分析（见图七）；从数据的体量和范围来看，数据来源和形态也更加多样化，大量的外部数据和内部交易数据都可以作为财务大数据的基础，非结构化数据也逐渐引入到财务数据分析中，使得业务和财务分析包含更加丰富多样的洞察。

在交易处理方面，流程管理需要更

图七 数据分析方面，财务需要加强业务数据和财务数据的集成度，灵活分析能力

Q. 在数据分析和洞察方面，您的财务组织主要在哪些方面需要改善？

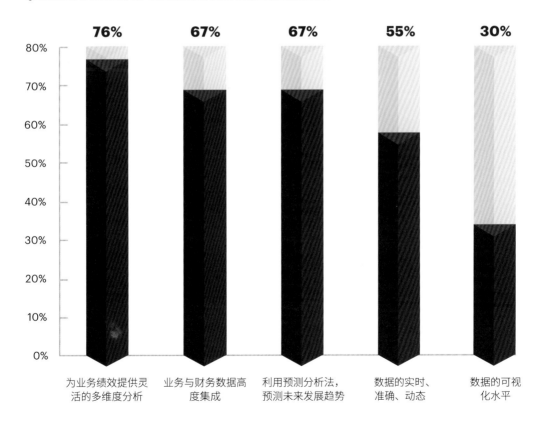

资料来源：2017埃森哲-中国总会计师协会CFO高管调研

加实时、集中、标准，和自动化（见图八）。特别是在数据的管理和应用方面，需要提供准确、实时的财务分析报告。例如，生鲜产品的物流理赔率通常比较高。某物流公司的财务部门结合前端客户服务部门的数据对水果理赔的情况做了标准化和结构化分析，找到理赔的规律和原因所在，并提供给业务部门，帮助公司把理赔率降到行业最低。

共享模式：潜力巨大

建立共享服务中心有助于提高企业财务管理流程的标准化水平，运营效率和管控能力，并能将财务人员从重复性、流程化的工作中解放出来，更多地参与到企业数字化转型的战略决策和业务支持的工作中。

例如，财务共享中心能集成大量的数据，比如核算数据、预算数据、资金数据、资产数据、成本数据、外部标杆数据等与高层管理和决策相关的信息，因此能成为公司决策的最重要的数据支持平台。

虽然这几年共享的理念逐渐为企业所接受，但总体而言，企业采用财务共享服务的比例仍然较低，而且共享服务的关注点主要放在提高效率和管控上，较少关注创新性服务，在这两个方面都

图八 交易处理方面，财务希望流程管理更加实时、集中、标准

Q. 在财务与会计操作（交易处理等）方面，您的财务组织希望达到什么目标?

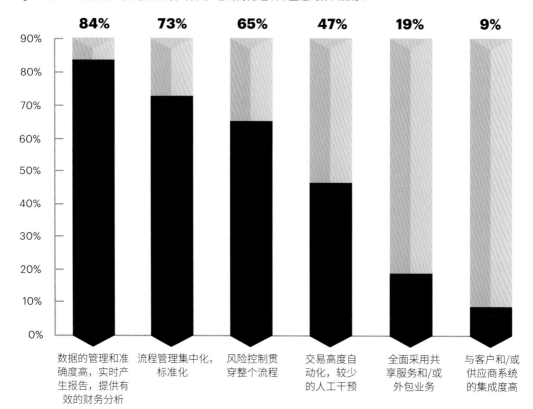

资料来源：2017埃森哲-中国总会计师协会CFO高管调研

有待提高。

根据埃森哲的调查，在全球性企业中，2016 年没有采取共享服务模式的企业的占比不到 3%，但目前在国内企业中这一比例高达 37%。不仅如此，与 2012 年相比，中国企业在各个财务流程上共享及外包的比例均呈下降趋势，尤其是在绩效报告和分析、成本和存货核算、订单到收款流程、计划预算预测流程方面。

不过，国内企业的 CFO 们已经意识到了这个问题。在 2017 年的调查中，受访者普遍表示他们计划在未来两年推动财务共享，届时仍未实施财务共享的

国内企业的比例预计会降至 5%，有些 CFO 甚至已经开始计划今后两年在企业推行一些比较高阶的财务共享模式，比如跨职能共享、全球业务服务、综合业务服务和创新的共享服务模式（见图九）。

但值得指出的是，中国的 CFO 在热切希望通过共享服务提高效率、加强管控、支持战略决策以及降低成本的同时，却较少关注创新性服务。只有 32% 的受访者将获得高附加值创新性服务作为共享服务追求的目标（见图十）。

图九 未来，越来越多的企业希望采用共享服务模式

Q. 未来，贵企业将采取哪些财务共享服务模式？

━━ 当前　　━━ 未来两年

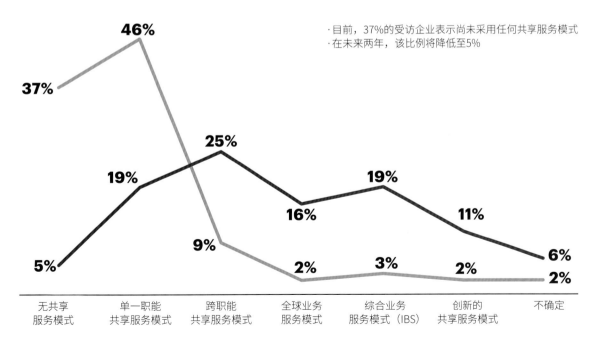

·目前，37%的受访企业表示尚未采用任何共享服务模式
·在未来两年，该比例将降低至5%

| 无共享服务模式 | 单一职能共享服务模式 | 跨职能共享服务模式 | 全球业务服务模式 | 综合业务服务模式（IBS） | 创新的共享服务模式 | 不确定 |

资料来源：2017埃森哲-中国总会计师协会CFO高管调研

图十 企业期望通过财务共享服务实现的目标

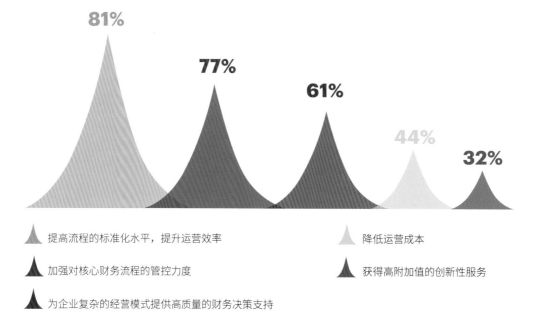

提高流程的标准化水平，提升运营效率

加强对核心财务流程的管控力度

为企业复杂的经营模式提供高质量的财务决策支持

降低运营成本

获得高附加值的创新性服务

资料来源：2017埃森哲-中国总会计师协会CFO高管调研

财务数字化转型"双引擎"

在确定了财务的未来定位和运营变革方向之后，CFO们需要采取哪些措施来推动财务组织转型？

我们认为，助力财务转型的两大关键在于数字技术和人才。我们调研发现，接近2/3的财务高管认为数字技术会影响财务工作的方方面面，而超过一半的受访者认为他们缺乏实施和应用数字化财务技术的人才。

围绕"数据"的技术是应用重点

以往企业内的财务管理系统，是依靠ERP（企业资源计划）等企业信息化系统为财务部门提供了不同的解决方案；而如今是以数据为中心，以基于数据的洞察来改善运营效率，推动企业发展。在调研的受访者中，超过80%的CFO把信息安全、预测性数据分析、流程自动化或者流程机器人作为企业未来数字技术投资的重点。

但数字技术的导入并非易事。在被问及影响数字技术在财务组织发挥作用和产生价值的挑战时，受访者中有63%的人反映主要的障碍是所在企业在整体上缺乏一个精细的数字化转型蓝图（见图十一）。财务只是企业的一个部门，可想而知，当企业没有一个整体的数字化实施规划时，财务部门很难单刀突进。

此外，在调查中还有超过半数的人分别将传统的财务运营模式、缺乏实施并应用数字化财务技术的人才、复杂的传统信息系统和应用环境列为数字化面临的挑战。

图十一 财务组织实施数字化面临多种挑战

Q. 您认为影响数字技术在财务组织范围内产生价值的主要挑战/障碍是什么？

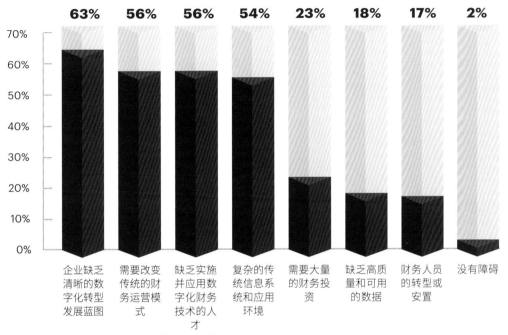

| 63% | 56% | 56% | 54% | 23% | 18% | 17% | 2% |

- 企业缺乏清晰的数字化转型发展蓝图
- 需要改变传统的财务运营模式
- 缺乏实施并应用数字化财务技术的人才
- 复杂的传统信息系统和应用环境
- 需要大量的财务投资
- 缺乏高质量和可用的数据
- 财务人员的转型或安置
- 没有障碍

资料来源：2017埃森哲-中国总会计师协会CFO高管调研

培养数据分析人才和复合型人才

有了数字技术，大量工作可以交给智能软件完成，是不是人的作用不再像以前那么重要？并非如此。再好的技术也需要为人所用，再高级的运营模式也靠人实施和驱动，人才仍是驱动企业财务转型的关键要素。数字技术不会改变人的重要性，所不同的是会对人才素质和技能提出更高要求。

财务工作主要有七个主要环节，依次是规划、交易、控制、合规、报告、分析和建议。我们认为，随着数字技术的发展，其中的交易、控制、合规、报告四个中间环节可以逐步实现自动化，最终由机器人代劳。但规划、分析和建议环节需要基于对洞察的判断、人与人的沟通和对市场机会的捕捉，此类工作机器人无法完全取代人类。

事实上，数字技术的快速发展和日益紧迫的财务转型需求，要求财务人员需要尽快构建新的知识和能力体系。目前绝大多数中国企业的财务人员仍将大部分时间花在数据收集、汇总以及其他非分析性的事务上。不过，这样的情况很快会发生改变：在受访的企业中财务人员能将一半的时间用于数据分析和预测工作的企业仅占20%；而根据CFO们的预计，未来两年这样的企业的占比将超过50%。这给CFO们带来了极大挑战，他们普遍感到迫切需要填补财务组织在人才上的缺口，**其中超过90%的人表示未来两年需要数据分析和预测以及具备跨职能部门知识的人才**。此外，善于与业务部门构建合作和关系的人才也是亟需的人才，这样的人才不仅能把财务工作做好，而且具备协调和人际沟

图十二 企业需要更多引进数据分析人才和具备跨职能部门知识的人才

Q. 未来，企业财务组织需要填补哪些人才缺口？

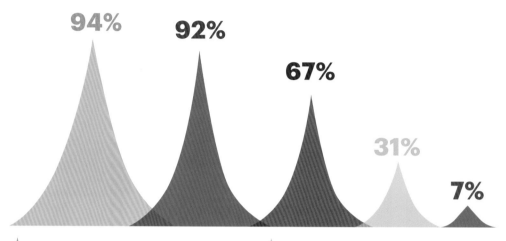

▲ 数据分析和预测的人才　　　　　　▲ 从事技术开发相关工作的人才

▲ 具备跨职能部门知识的人才　　　　▲ 基础的记账和交易处理人才

▲ 建设与业务合作与关系的人才

资料来源：2017埃森哲-中国总会计师协会CFO高管调研

通等软能力，这也体现了业财融合的趋势（见图十二）。

企业的数字化转型给财务部门转型创造了机遇，CFO们也志存高远，但财务组织在诸多方面还未能完全跟上变革的步伐。中国CFO要从幕后走到台前，带领财务组织驾驭数字化技术，推动企业的数字化转型和业务发展，这当中有相当长的路要走。为此，我们对中国的CFO们给出以下建议：

从零敲碎打到整体规划。我们发现虽然多数CFO表达出对财务职能数字化转型的兴趣，然而制定了切实可行的整体战略的CFO并不多，因而错过了大好时机。事实上，埃森哲的研究发现，CFO只需将数据和分析流程由偶发性的辅助活动转变为持续性的常规流程，即可将财务职能的自动化程度提升至

50%～60%。

关注自动化，更要关注洞察。财务的数字化转型需要从"数据"做起，从关注自动化到关注"洞察"。很多企业的财务部门比较重视自动化，但自动化只是技术手段，CFO们需要把着眼点放在如何对数据加以处理、分析、从中找到洞察上，只有这样，才能利用这些洞察提升运营效率，为企业决策提供支撑。

能力上"软硬混搭"。在财务人员的能力提升方面，在硬技能上要讲究混搭，在软能力上也要加强培养。现在财务人员不仅需要懂财务，还要懂业务、战略以及IT。比如，可以尝试到业务部门中物色人才，这样的人才加入后既了解财务，与业务部门的合作也比较好，有助于提升整个财务团队对业务的支

持。此外要注重培养财务部门的"软技能"。财务人员不能满足于做账和处理数据，要鼓励和推动他们跟人打交道，既要有团队合作能力，也要有战略思考能力、沟通能力和跨部门协同能力。

开辟新的思维方式。从后台走向前台，与业务部门有着更密切的合作与交集，这就意味财务部门不只是做一名"账房先生"，而是应该有着更强的客户意识，要培养对市场趋势、数字技术和业务模式的敏感度，通过数据来说话的数据分析思维，提升自身的整体"数商"。

作者简介

单艺
埃森哲管理咨询大中华区董事总经理
常驻上海
yi.shan@accenture.com

王焮
埃森哲大中华区财务与企业绩效总监
常驻上海
xin.w.wang@accenture.com

盛浩
埃森哲大中华区市场部资深经理
常驻上海
denis.hao.sheng@accenture.com

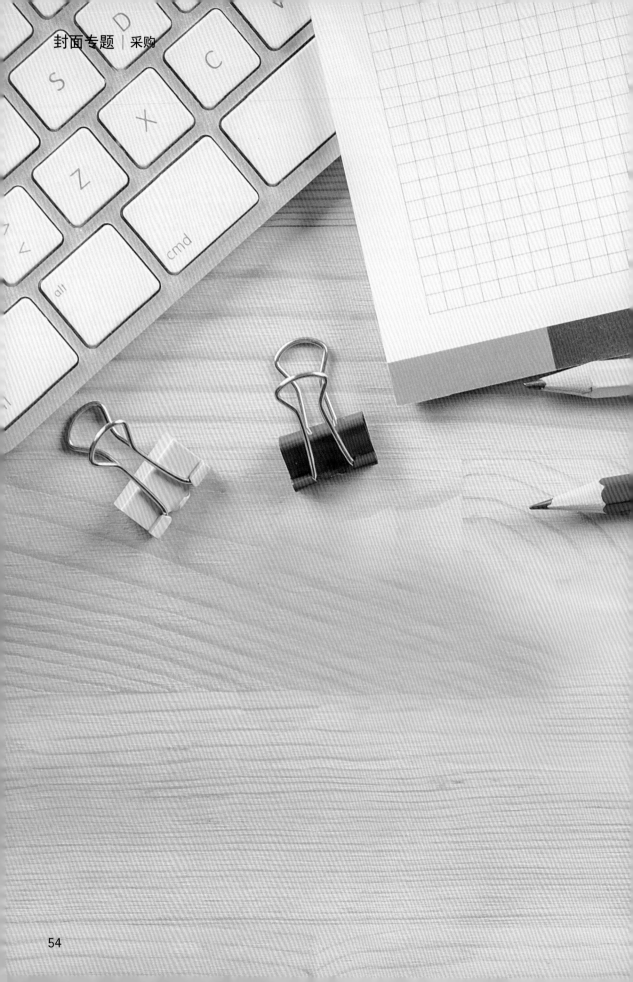

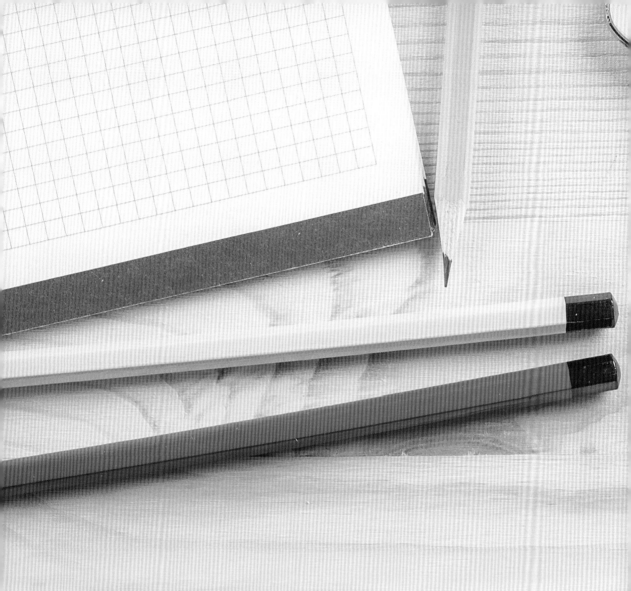

数字化采购：
开启采购新时代

克里斯·班斯巴奇（Chris Banschbach）、克里斯丁·吕勒（Kristin Ruehle）、
艾莉森·戴特威勒（Alison Detwiler）、托马斯·费伊（Thomas Fahey）｜文

在数字革命浪潮中，采购部门的数字化进程已远远落后于其他部门。
这一局面亟须改变。

借助数字技术，重复性和常规的采购工作将通过"机器人"实现流程自动化。采购代理和顾问能帮助采购人员做出最佳决策，实现最大业务价值。人们在采购过程中所经历的挫败感将一去不复返，取而代之的是简单而直观的采购体验，用户们将积极拥抱这一趋势。这一未来就始于现在。

推动数字化采购刻不容缓

随着数字化浪潮席卷所有行业，企业正面临着前所未有的竞争压力。数字化为企业与客户和合作伙伴的互动创造了全新渠道，这些都在改变传统的业务模式和行业态势。因此，在位企业为其应对未来的能力与生存前景担忧不已。

管理层深知，企业只有变得更加灵活和高效，才能在新时代生存和发展下去。这是企业争相采用数字化技术改革核心业务部门的原因。面向客户的营销、销售、服务以及许多重要供应链职能，都是变革的重镇。

迄今为止，采购部门还没有得到足够的关注和投资。不可否认，许多企业已经在部署电子采购系统，甚至是云采购工具。但是，在不改变既有繁琐采购流程的前提下，仅仅部署一些新的软件工具，并不能解决根本性问题。领先企业们已经抢先一步，开始打造真正的数字化采购组织。

真正的数字化采购系统可自动执行重复性任务，从而提高效率、降低成本。它通过人工智能（AI）和便捷的在线工具，方便所有采购人员实时获取业态洞察与分析数据。它通过更新、更智能的方式，利用数据模型，为企业的日常运营和决策提供更全面的支持。它还能改变采购人员与供应商和其他第三方的互动方式，提供一个全新的协作平台。

为什么采购系统必须更有吸引力？

每个采购人员都梦想着，周一在公司的采购工作，能像周日在家购物那样方便而优雅。但是现在的采购政策和工具是流程导向，存在各种严格的管控和评估手段，但却忽略了用户体验和成果导向。因此，采购人员觉得现有采购流程过于繁琐、缓慢和僵化。在他们看来，采购流程是绊脚石，而非一种有用的工具。

而数字采购体系是基于深入而丰富的数据而非繁复的流程。相关业务管控环节都已经嵌入在 AI 模型内，因此用户可以随心所欲进行采购活动，无须遍历痛苦而繁琐的流程。数字化采购通过精简用户作决策和执行决策的流程，鼓励相关人员"拥抱流程"而不是设法绕过流程，给予用户符合其预期的体验。

换言之，用户甚至都感觉不到采购流程的影响和指引，完全没有在"走流程"的感觉。他们只会看到有价值的信息，并执行相应的采购行为。合规性和管控条件都是系统固有的，内嵌在模型内，因此不会成为采购过程中的障碍。

让我们举一个案例，假设李玲任职于市场部，负责该部门的采购工作。

通过笔记本电脑或手机终端，李玲可以实时看到市场部所有过去和当前的支出情况，包括购买了哪些产品和服务，以及支付给哪些供应商。更棒的是，她还能求助智能代理，帮助自己做出明智的采购决策。智能代理会借鉴各种交易

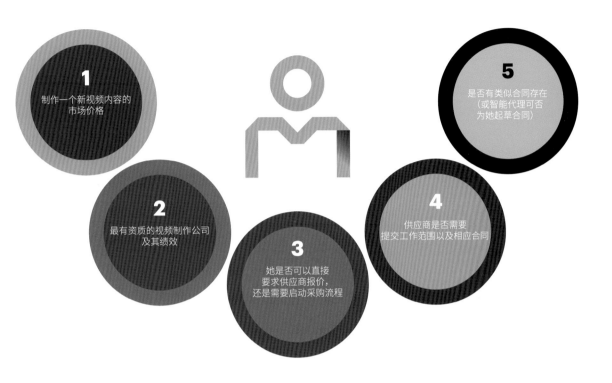

智能代理可以告诉李玲：

1 制作一个新视频内容的市场价格

2 最有资质的视频制作公司及其绩效

3 她是否可以直接要求供应商报价，还是需要启动采购流程

4 供应商是否需要提交工作范围以及相应合同

5 是否有类似合同存在（或智能代理可否为她起草合同）

和相关数据、市场情报、专家经验以及智能代理自学习的知识，帮助李玲执行采购流程，并做出正确的选择。

在这个结合了大数据、数据分析以及 AI 的采购流程中，李玲能自信地完成视频采购，并做出最为明智的采购决策。

数字化是采购 3.0 的基础

数字化采购并不是简单的 IT 升级。它是真正向前迈出了一大步，不仅在技术层面上有突破，还告别了采购部门沿用了几十年的运营模式（见图一）。

目前，大部分采购部门都还停留在采购 1.0 阶段，即利用 IT 技术实现流程自动化，记录实际发生的情况：执行过的交易、支付过的发票、购买过的物品以及签署过的合同，可谓事无巨细。遗憾的是，它的系统功能仅限于利用软件记录数据，致使采购流程过于繁琐，用户体验相当不好。

不过，某些领先企业的采购部门正朝着采购 2.0 迈进，它们会利用技术来挖掘更深层的数据，从而获取更多背景信息，比如购买了什么，为什么发生这项购买等等（配文一：背景信息采集与解析）。这类信息很重要，因为这是构建预测模型的基础，也是采购 2.0 的核心，能帮助企业在未来做出更明智的采购决策。

配文一：
背景信息采集与解析

记录过去某一交易的原因和背景信息，有利于企业未来做出更明智的采购决策。

假设你的企业需要采购一台新锅炉。那么，通过系统，你了解到两年前公司曾从 Acme Advanced Supplies (Acme) 那里以 23 万美元的价格采购了一台锅炉。但是，现在你需要重新调查一下锅炉市场，决定从哪一家供应商采购新锅炉，并确定合适的价格。也就是说，你还需要了解另外两个关键信息：两年前采购锅炉时的其他备选供应商，以及最终选择 Acme 的原因。

历史记录显示，除了 Acme 之外，之前还有三家供应商参与投标，其中两家供应商的价格较低，一家较高。其中一家低价供应商的锅炉工作效率较低，实际上也增加了设备在整个生命周期内的总拥有成本 (TCO)。另一家低价供应商要求客户订购来自非优选供应商的备件。

而高价供应商的产品超出了该项目的需求，也无法为多增加的成本做出合理解释。因此，Acme 公司最终胜出，因为它的产品能够满足所有要求，TCO 较低，这也符合零部件和维护合同的就近采购战略。

在接下来的两到四年，采购 3.0 将出现。到那时，采购和业务部门将能够处理自己生态系统以外的信息并与之进行交互，而智能技术也将超越简单的执行，直接上升到辅助业务决策（有时是做出决策）的高度。

实现数字化采购的五大要素

数字化采购可帮助企业大幅提高采购速度、效率与敏捷性。

数字化采购系统为决策者提供更全面的视角，可以降低风险、提高合规性，最终提高采购部门可管控的支出项目，为企业带来更多价值。但是，要构建数字化采购体系并非易事，要求企业掌握一整套"复合知识体系"，具体涵盖以下五大要素：数据、技术工具箱、直观的用户体验、技能与人才以及新政策、新流程和新运作模式。

数据

数字化采购体系的核心是数据，而且是海量数据。企业运营的方方面面都离不开数据，包括预测客户需求，了解哪些产品或服务可以更好地满足这些需求，确定合适的供应商，并确定合理价格。

实际上在大多数企业，采购部门都无法有效利用海量数据分析供应商、定价、市场和众多其他因素，因此很难做出最优的商业决策。一般情况下，他们只收集交易数据，偶尔收集细项数据。他们并不注

图一 从采购 1.0 到 2.0 和 3.0

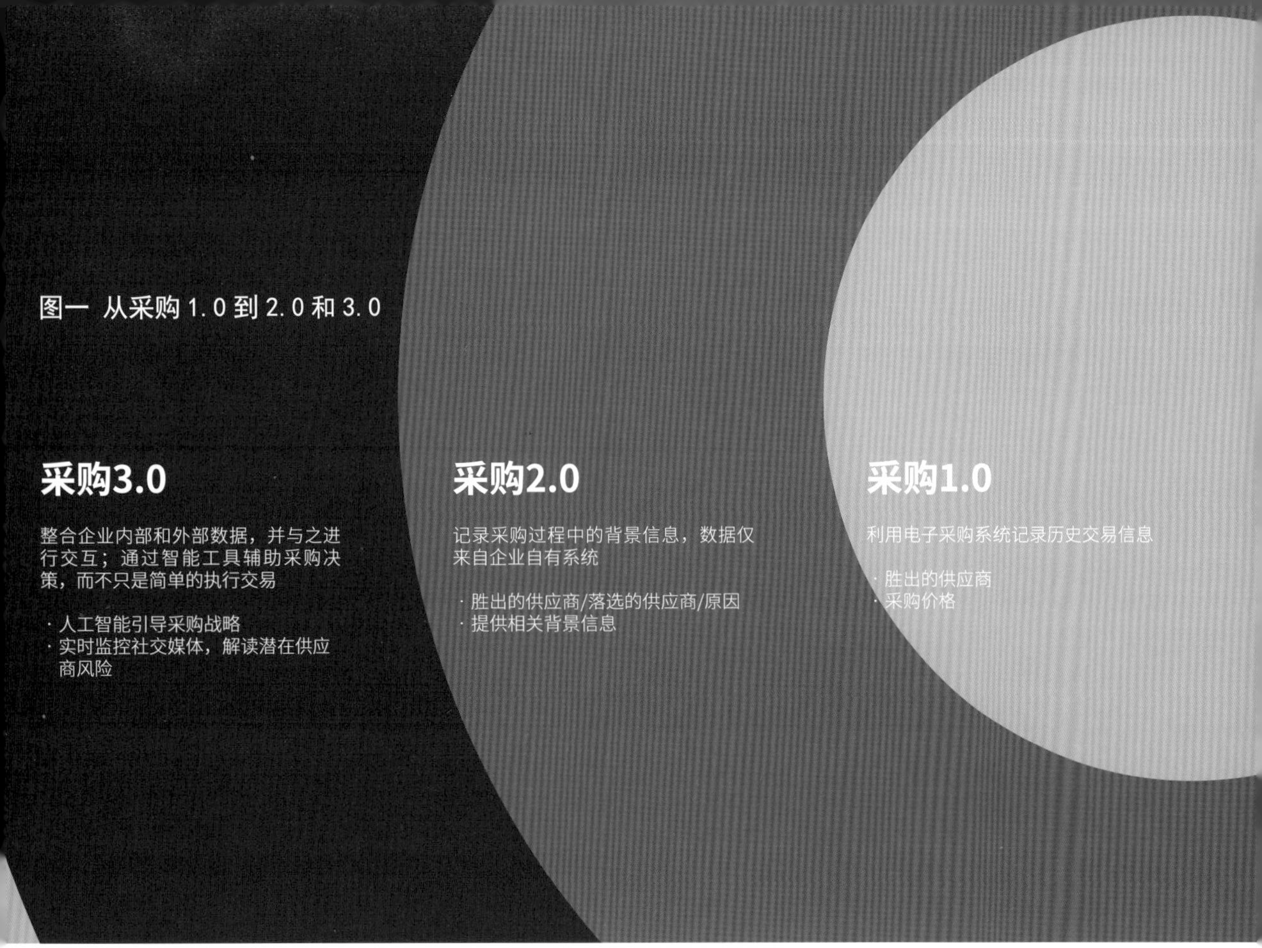

采购3.0

整合企业内部和外部数据，并与之进行交互；通过智能工具辅助采购决策，而不只是简单的执行交易

· 人工智能引导采购战略
· 实时监控社交媒体，解读潜在供应商风险
·

采购2.0

记录采购过程中的背景信息，数据仅来自企业自有系统

· 胜出的供应商/落选的供应商/原因
· 提供相关背景信息

采购1.0

利用电子采购系统记录历史交易信息

· 胜出的供应商
· 采购价格

重收集背景信息，尤其是与流程步骤有关的流程数据，例如，审核和批准采购申请、确立合同以及招标流程等。此外，他们也没有充分利用各种重要的外部数据和第三方数据。

要打造真正的数字化采购体系，企业应当有意识地获取比现在多得多的内部和外部数据：

• 采购体系内的所有数据，不仅包括采购流程数据，还包括与采购活动相关的其他流程所产生的数据。其中包括发票和付款数据，用于了解价格和流程的合规情况，以及流程信息，例如谁批准了价格变化及其具体金额。

• 采购体系以外的数据，如深入而全面的行业和市场信息。这些数据其实更

为重要，特别是在协商合同的具体条款时，企业需要依据这些数据计算总拥有成本和价格杠杆，从而判断该采购哪些物资，以及从哪些供应商处购买。不过，由于相关数据过于庞大，已成为大多数采购体系的薄弱环节。对任何单一企业而言，仅凭一己之力恐怕也很难解决这个问题。

构建完备的采购体系需要获取两大类数据。第一类用于创建具有参考价值的信息，例如，供应商基本信息、市场概述或各地区商品或服务平均价格的描述性分析。第二类数据用于分析采购决策与结果之间的相关性，建立预测模型，最终实现人工智能。这也是为什么企业应当竭尽所能采集所有信息的原因。

配文二：

数字化采购如何改变企业采购能源的方式

数字化采购能够大幅提高企业的采购效率。能源采购就是一个极好的例子。多年前，大多数企业与现在的多数消费者一样，按时向供电企业支付能源账单，并且对此没有任何异议。但是，随着采购成本的上升，以及能源使用量和定价数据的激增，企业的能源采购方式发生了数字化革命。

楼宇管理系统对楼内特定位置进行温度、湿度、占用率和照明等级进行情况跟踪，一方面确保能源不会过度使用导致成本过高，另一方面也避免能源供给不足而影响住户体验甚至引发投诉。

该系统可与企业控制中心进行通信，监控诸如屋顶单元和制冷设备的磨损或故障情况，避免错过响应时机，并派遣维修人员在设备发生故障之前提前解决潜在问题。为所有这些人员、系统和传感器提供支持的优化软件，它控制着企业各部门的设备循环和设置点，目的是利用能源价格信号优化能源的采购和使用（能源价格每小时都会波动，并且各公用事业公司之间也存在一定差异）。

不过，下一代数字化采购更为先进。过去只能在公用事业单位使用的对冲和采购技术，经过升级如今已应用于大型企业用户。除了监测实时能源价格信号之外，用户还可以每天查看近期／未来的价格信号，并采用多批次采购策略，逐步降低能源合约的价格，不再是一次性完成采购决策。这样就避免了单次采购价格不合算的问题。实际上，大型能源用户不再是被动的价格接受者，而是可以自己预测价格，并设定相应的生产和采购计划。

下一代采购技术甚至可能颠覆能源供应商的业务模式。大型企业能源用户正越来越多地直接从可再生能源发电商那里购买电力，绕过传统能源供应商和公用事业公司。通常情况下，这类能源都通过议定价格的签约设备"虚拟"交付。这样做的话，公用事业公司仍通过波动的价格来进行物理供电，但是最终用户却可以借助第三方独立锁定价格。在另外一些情况下，能源是在现场产生的，完全不需要公用事业公司参与。

技术工具箱

如果说数据是数字化采购的燃料，那么技术就是数字化采购的引擎。

这里所说的技术，并不是支持业务流程的 ERP 类系统（无论是云方式还是其他）。而是连接并赋予数据含义的技术，尤其是 AI、自然语言处理、数据分析和机器人技术。通过将数据和上述先进技术结合在一起，企业将能够实现各种业务活动和流程的自动化或优化，在特定情况下，还能超越简单的自动化，实现高级的智能化。

假设将端到端采购流程中的所有行动和任务都绘制在二维矩阵上：一根轴代表决策的复杂性，另一根轴代表结构化数据与非结构化数据的比例（见图二）。

任何同时涉及高度结构化信息（例如供应商名称、类别、商品代码、离散项描述或 SKU 编号）和基于规则（"如果是 X，则执行 Y"）的活动或流程，可以也应该

图二 自动化 V.S. 智能化

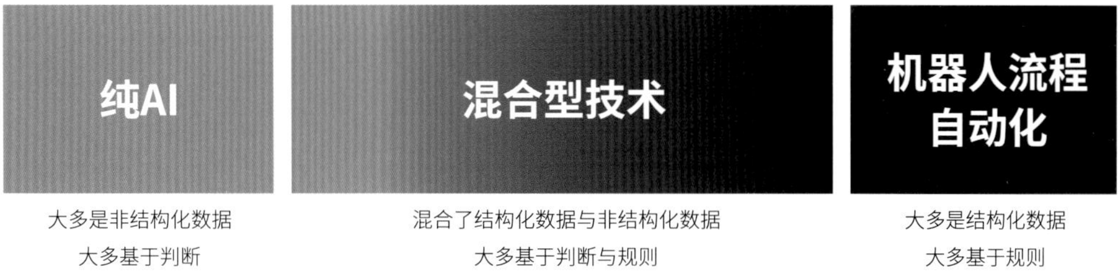

纯AI	混合型技术	机器人流程自动化
大多是非结构化数据 大多基于判断	混合了结构化数据与非结构化数据 大多基于判断与规则	大多是结构化数据 大多基于规则

实现自动化，以加快执行速度和提高效率。这便是流程自动化机器人的工作。

以下是一个简单的例子：利用机器人流程自动化(RPA)技术（又称机器人），企业可以将采购申请自动转换为采购订单，只要确保所有必填字段完整且准确，完全无需人工干预。某些采购工具已经支持基本的自动化，例如自动验证和分配类别/总账代码。

在图谱的另一端，当某个活动或流程需要较高的人工判断，并涉及大量非结构化信息时，利用预测模型和人工智能技术更为适宜，智能代理能够处理并帮助用户做出更好、更明智的决策。

例如，在选择供应商时，智能代理将应用一个复杂的模型，根据所采购物品的采购历史记录、供应商评级和绩效以及最近推荐的供应商报价，推荐入围的供应商。

直观的用户体验

为了实现数字化采购的最大价值，企业需要提供直观而有吸引力的用户体验，以鼓励采购人员使用在线采购工具。使用数字化工具的人越多，采购的效率就越高，企业可以采集的数据量也越大。

如果用户体验糟糕，人们就会想方设法绕开数字化工具，或者是不进行采购（因为流程太过复杂或者太耗时），或者寻找其他途径进行采购。

对于数字化采购来说，理想的体验莫过于类似亚马逊公司或 HomeAdvisor 公司那样：通过一个门户网站，以简单明了的方式呈现相关信息，方便用户做出正确的决策。"杂乱的事情"全部都在后台发生，用户完全意识不到。系统借助智能算法，向用户提供采购建议，而不是迫使他们手动搜索数据库。这点很像亚马逊的商品推荐，用户无须主动搜索便会发现自己可能感兴趣的商品。

技能与人才

创建和运作数字化采购体系，远非采集更多数据和使用数字化工具那么简单。创造真正的价值还需要一个关键要素，即构建一个由各领域专家组成的跨职能团队，其中包括：

•数据科学家和 AI 专家，他们知道如何构建模型来处理数据，并梳理不同的关联性。

•品类/行业专家，他们能够判断出这些关联性是有意义的，还是巧合。

• IT 专家，他们熟悉技术工具和软件应用程序，了解如何将这两者结合在一起创造出有针对性的解决方案，并将它们整合到公司现有的 IT 基础设施中，从而真正提升价值。

• 设计专家，他们擅长开发有吸引力的用户体验，使用户愿意使用所提供的工具，而不是排斥它们。

事实上，采购组织应当在上述所有这四个领域内挖掘并培养人才，以取得最大效益。只投资其中一项远远不够，而投资了所有领域却没有以数字化的视角进行整体规划，也是不行的。而第二点往往是大多数企业面临的难题。单单寻找充足的品类及行业专家就已经是很大的挑战了，再加上招募合格的数据科学家和技术专家，其难度可想而知——人才缺口其实是实现采购体系数字化的最大障碍之一。

新政策、新流程和新运作模式

数字化采购为采购人员和供应商提供了全新的协作与互动方式，使所有相关方都可以更加方便的获取数据和洞察。

不过为了充分利用这些新功能，企业应该重新审视其政策和流程，确保每个人都了解自己在新采购流程中的角色和职责，以及如何做出最明智的决策。此外，采购部门的运作模式很可能也需要做大幅改动甚至推翻重来，从而与新的工作方式相匹配。

转型前需要考虑的三大要点

随着数字化技术的不断发展和人工智能等先进技术的普及，大幅提高采购绩效的机会来临。

全数字化采购模式可以大幅提高采购活动的合规性、有效管控更多支出，有助于节约整体成本和降低系统风险。整个流程可实现无缝过渡。这也颠覆了人们的成见——"和采购部门合作只会让事情变得更复杂、采购只关心如何省钱"。

不过更重要的是，数字化采购是提升企业竞争力的前提：陈旧的采购流程只会阻碍企业发展，影响企业开发新业务：比如销售新产品、服务新客户或者采用新的业务模式。

转型需要时间。构建数字化采购能力并非一蹴而就。根据我们的经验，采集相关数据、开发必要的系统和流程以及构建基础分析工具与 AI，通常需要花费三到五年的时间。这也是为什么我们呼吁企业现在就开始行动的原因。

转型需要资金。构建数字化采购体系也需要一大笔投资。幸运的是，市面上可以购买到的数字化采购服务越来越多，这些"产品即服务"的方式，既可以帮助企业节省大笔前期投资，也大幅加快了转型速度。数字化采购服务可以提供全面的技能、技术和最佳实践，更重要的是，采购体系转型所需的数据。

转型需要远见。尽管数字化采购的好处毋庸置疑，但它与传统采购模式的确有着显著差别，因此，企业需要领导者的指引，这位领导者能够界定未来的采购组织是什么样的，以及企业如何使之变为现实。其中的关键在于控制转型的节奏，使之处在企业可以承受的范围内。举例来说，你可能已经认识到人工智能的威力，并且知道应该部署到企业中来，但具体如何部署呢？首先应该利用机器人实现常规工作的自动化，这样做就可以在短期内看到立竿见影的效果。

如今每个行业都面临着各自的挑战，因此，对企业内部采购部门也提出了更高的要求，采购部门领导者需要深入思考和研究，什么样的采购体系才能满足企业发展要求。

虽然不同企业的情况千差万别，但大家都有这样的共识——只有"不一样的采购体系"才能满足不断变化的发展需求。

转型成为真正的数字化采购组织，构建一个数据丰富、分析驱动、AI 支持的采购中心，是把握机遇获得成功的关键。

立即行动，刻不容缓！◪

作者简介

克里斯·班斯巴奇
埃森哲采购业务流程服务技术总监
常驻费城
chris.banschbach@accenture.com

克里斯丁·吕勒
埃森哲采购业务流程服务产品及服务总监
常驻丹佛
kristin.j.ruehle@accenture.com

艾莉森·戴特威勒
埃森哲采购业务流程服务分析总监
常驻费城
alison.detwiler@accenture.com

托马斯·费伊
埃森哲采购业务流程服务技术创新总监
常驻费城
thomas.m.fahey@accenture.com

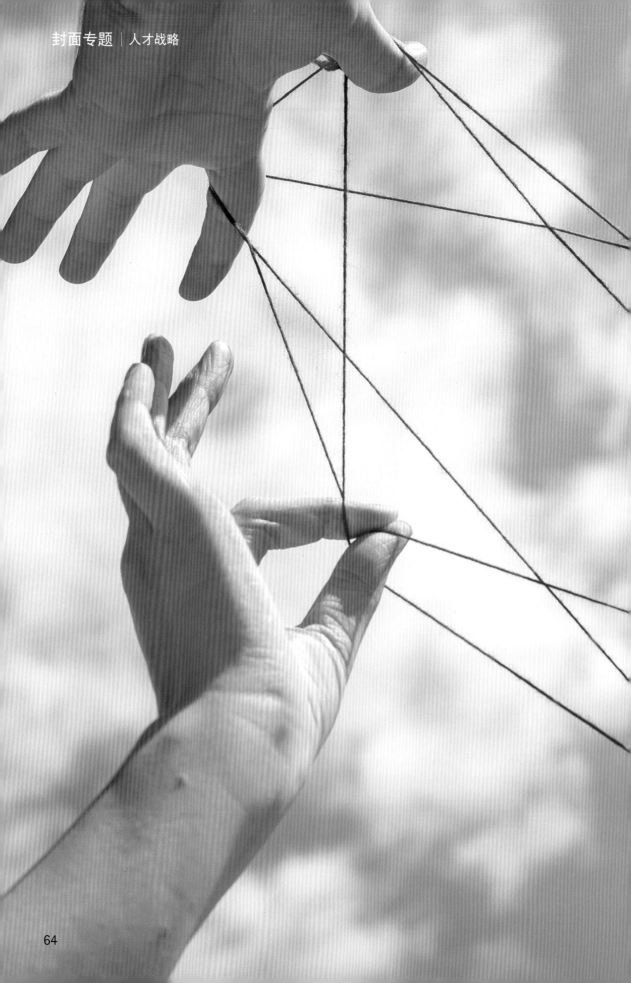

启动多速人才战略

凯瑟琳·拉威尔（Katherine LaVelle）、沙马赫·班纳吉（Shammak Banerjee）、
托林·莫奈（Torin Monet） ｜ 文

　　单一的人才战略能否满足企业的多样化运营模式？答案是否定的。特别是在如今白热化的人才招聘市场，要想吸引顶尖人才，企业需要给他们不一样的员工体验。

面对当前瞬息万变的市场环境，企业的全球业务战略也日益复杂，与企业内外部人才的合作也愈加频繁。

当前，越来越多的企业开始采用"多速"运营模式。为什么？因为企业各个业务板块和业务部门的发展速度各不相同，这就要求企业领导团队合理规划战略发展事项，从而推动所有业务板块和部门同发展、共进步。

这就是为什么在埃森哲战略所做的一项调研中，**77%** 的受访传统企业高管指出，只有"灵活、动态"的数字化运营模式才能助力企业走向成功。同样值得注意的是，**81%** 的受访高管表示，未来企业需要同时管理多种运营模式。[1]

许多企业都在投资多速 IT 战略以支持日益复杂和动态化的运营环境，但就员工队伍而言，大多数企业依然采用单一僵化的人才战略。这一现状亟须改变，借力数字化技术进步，企业有望打造多速人才战略，从而为企业的各项战略目标提供强大支持。

企业亟须找到合适人才

这个问题非常复杂。目前，推动数字化转型已经成为多数企业的优先事项。但企业是否具备相应的人才来进行这场变革？答案尚不明朗。根据埃森哲战略的调查，当被问及企业在实现数字化转型过程中的最大挑战时，"获取、培养和留住数字化人才"占比最高（**34%**）。[2]

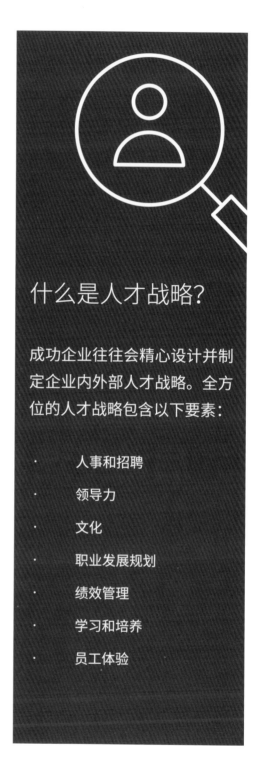

什么是人才战略？

成功企业往往会精心设计并制定企业内外部人才战略。全方位的人才战略包含以下要素：

· 人事和招聘

· 领导力

· 文化

· 职业发展规划

· 绩效管理

· 学习和培养

· 员工体验

---

1 埃森哲战略数字化运营模式研究，2016 年
2 同注释 1

传统企业的担忧不无道理。首先，以云、社交、分析和移动技术为代表的新时代弄潮儿，数字化颠覆者（数字化原生企业）往往比传统企业更擅长与生态系统内的伙伴合作，吸引所需人才。

其次，埃森哲战略对招聘网站Glassdoor的数据进行分析后发现，员工对数字化颠覆者和《财富》50强企业的认知截然不同（见图一）。例如，在企业文化和价值观方面，85%的受访者

图一 员工对传统企业和数字化原生企业的评分

企业类型	数字化颠覆者 （平均值）	《财富》50强 （平均值）	差值
⭐ 整体性评分	83.2%	70.8%	12.4%
企业文化和价值观	84.5%	66.7%	17.8%
工作与生活之间的平衡	74.2%	66.8%	7.4%
高管	76.0%	61.0%	15.0%
薪酬和福利	82.0%	68.9%	13.1%
职位发展机遇	79.3%	64.6%	14.8%
推荐给朋友	83.1%	66.5%	16.6%

GLASSDOOR 员工评分

资料来源：基于埃森哲战略对Glassdoor公司数据的研究分析，2017

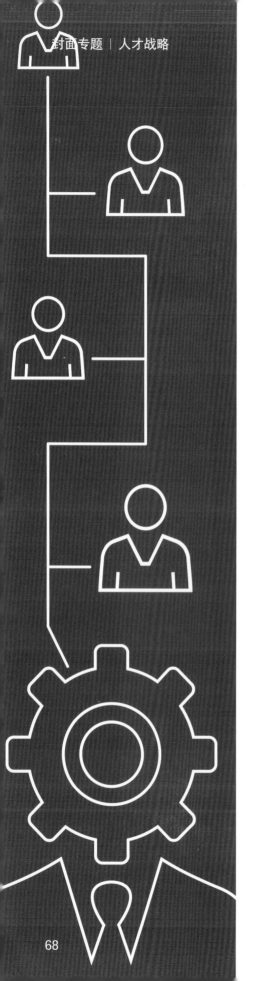

更向往数字化颠覆者，而青睐传统企业的受访者比例为 **67%**；在职业机会方面，**79%** 的受访者认为数字化颠覆者能提供更多职业机会，而选择传统企业的受访者为 **65%**；在薪酬和福利方面，选择传统企业和数字化颠覆者的受访者比例分别为 **69%** 和 **82%**。[3]

上述调研数据足以给人敲醒警钟，尤其是随着数字颠覆者逐渐入侵各个行业，从银行业到零售业不一而足。为了应对这一局面，多速人才战略应运而生。借助多速人才战略，不论是大型传统企业，还是数字化原生企业，皆可根据不同团队和员工组织制定个性化的人才战略。

拒绝人才战略"一刀切"

要想实现数字化运营，企业需要招聘和培养不同技能的人，确保人尽其能，在开拓数字化业务的同时，为传统业务运营提供持续支持。单一的人才战略无法满足新旧业务的需求，也无法与业务发展战略形成有机配套，势必会阻碍企业未来的业务增长。

目前，许多企业已经开始使用自动化、分析和人工智能等先进技术。显然，这些企业需要或已经在寻求具备不同技能和观念的人才。

如果仍抱着单一或单速人才战略不放，企业很难营造出员工青睐的工作体验，更谈不上有效吸引、培养并留住上述新型人才。企业员工，特别是千禧一代，已经习惯于个性化的消费者体验。很显

3 埃森哲战略对 Glassdoor 公司数据的研究分析，2017 年 2 月 11 日—12 日，参与评估的数字化颠覆者：亚马逊、优步、Snapchat、Box、Salesforce、爱彼迎、Palantir Technologies、Spotify、谷歌、领英、Stripe 和脸书。

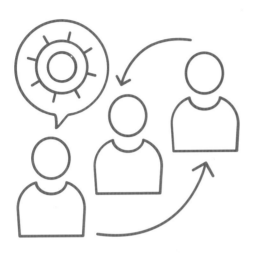

要想践行多速人才战略，人力资源部门必须转变传统的思维方式和行动模式。

然，他们也不会在工作体验方面委屈自己。

近期，埃森哲战略与某金融服务企业开展合作，对该公司的人才管理方式进行了研究，并深入分析了该公司人才战略的不同组成部分。研究问题包括"如何为当前和未来的员工生态系统打造高度相关的人才战略？"该公司正在推行一系列人才变革，涉及工作地点、工作类型、所需技能、职业发展途径和晋升标准，其中包含多种动态要素。

该企业管理团队必须充分利用现有资源，制定合理的人才战略，同时注重提升员工的敏捷性和灵活性，全面满足未来需求。最终，埃森哲战略为其 IT 团队制定了一项独立的人才战略。该战略充分利用了现有基础架构，同时专注满足该团队的个性化需求。

接下来，该公司需要在公司上下复制这一模式，确保其他关键职能部门也能制定出个性化的人才战略。

HR 部门需全力以赴

要想践行多速人才战略，企业人力资源部门必须转变传统的思维方式和行为模式。人力资源部门在企业中的重要性不言而喻，因为他们是连接业务需求与人才供应的纽带。

首先，同时也是最重要的一点，人力资源部门需要了解不同业务部门的需求及其对人才供给的影响。例如，如果某个部门希望节约成本。那么，人力资源部门应该考虑，如何运用自动化和赋能技术接管重复性工作，确保人尽其能、物尽其用，从而实现降本增效。如果某个部门希望增加营收，那么人力资源部门应该把侧重点放在提升销售人才的能力上。如果某个部门的诉求是加快产品创新和上市速度，那么人力资源部门则应着重提供研发和 IT 人才。

一旦明确了业务目标和相应的人才需求之后，企业管理层接下来需要思考，如

要想实施多速人才战略，企业人力资源部门必须：

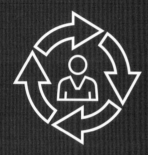

了解员工生命周期中的哪些环节需要量身定制

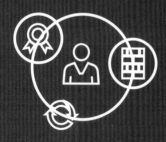

判断哪些环节可进行标准化、模块化和重复利用

何为不同部门制定合理的人才战略。不同部门的人才战略存在共性，但更多的是不同之处，需要企业根据其部门特点进行个性化定制。

例如，企业销售团队和数字化解决方案研发团队显然需要不同的人才战略。表彰和奖励的方式以及动员和激励的机制也应该存在明显差异。对销售人员的培训需要公司层面的支持，并且培训频率要高一些，因为企业可以从销量和营收等指标中看到立竿见影的效果。

而对于数字化解决方案研发团队，当务之急是确保团队成员时刻掌握最新、最热门的技能、与时俱进。要想吸引并留住这些人才，企业需要为员工提供更多机会开拓眼界，例如，让员工参与开源社区，与业内人士分享并讨论最新理念。在数字化时代，顶尖人才抢夺战日益激烈，因此，大型企业需要借鉴"初创型"企业文化，为员工提供更加多元化的机会并大力鼓励创业思维。

基于上述示例，我们发现，要想实施多速人才战略，人力资源部门有两项重点任务：①了解员工生命周期中的哪些环节需要量身定制，②确定哪些环节可进行标准化、模块化和重复利用。掌握上述信息可助力人力资源部门吸引和留住顶尖人才、合理控制成本并提升团队绩效，从而为企业做出更大贡献。

转换挡位 启动多速人才战略

那么企业应当如何着手制定多速人才战略？以下是几点建议。

让多速人才战略贯穿整个员工生命周期

企业效仿 IT 部门的敏捷开发能力，采用敏捷方法制定人才战略。相比传统的开发流程，敏捷开发具有更大的灵活性、一致性和适应性。采用敏捷的多速人才战略，企业可以为不同团队按需定制人才战略。

确保人力资源部门具备可扩展和可定制的基础架构

拜数字化技术所赐，人力资源部门现在可以利用通用 IT 平台按需制定模块化的人才解决方案并进行扩展，从而满足各个关键团队的需求。人力资源部门还需采用统一的框架为企业决策提供支持。

提升员工体验

毫无疑问，市场上对顶尖人才的抢夺战日趋激烈。员工期待企业提供个性化的工作体验。目前，企业纷纷致力于打造差异化的客户体验，那么同样地，企业也应该为内部员工基于其整个员工生命周期打造不一样的体验。例如，可否允许员工自行安排工作时间、参加专业培训、休假或在工作时间参与社交活动？

我们已经步入一个多速时代，不论是工作还是生活。在这个时代，企业的产品开发和服务交付的速度正在急剧加快。企业需要为不同的客户群体、业务板块和员工团队打造个性化体验，这方面的压力与日俱增。如果企业不实施兼具模块化和个性化的人才战略，将无力在日益白热化的人才市场中招聘到稀缺人才，从而失去未来。◤

作者简介

凯瑟琳·拉威尔
埃森哲职能战略总监
常驻华盛顿
katherine.d.lavelle@accenture.com

沙马赫·班纳吉
埃森哲职能战略总监
常驻辛辛那提
shammak.banerjee@accenture.com

托林·莫奈
埃森哲职能战略总监
常驻华盛顿
torin.monet@accenture.com

HUMAN +

Reimagining Work in the Age of AI

MACHINE

PAUL R. DAUGHERTY

H. JAMES WILSON

HARVARD BUSINESS REVIEW PRESS

人机协作：
AI 时代人的角色

保罗·多尔蒂（Paul R. Daugherty）

H·詹姆斯·威尔逊 （H. James Wilson） ｜ 文

AI系统可以实现人机协作，从根本上改变工作性质，从而彻底颠覆企业运营和员工管理方式。埃森哲的研究表明，各大行业中，只有行业领军企业成功抓住了这股由人机协作催生出的第三轮业务转型浪潮所带来的机遇，而他们的成功诀窍就是遵循五大关键组织原则：思维模式、实验、领导力、数据和技能。

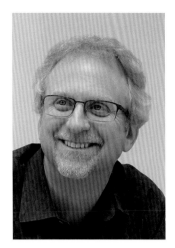

保罗·多尔蒂
埃森哲首席技术与创新官

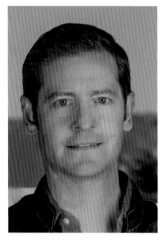

H·詹姆斯·威尔逊
埃森哲研究部信息技术与商业研
究董事总经理

如今，随着人工智能（Artificial Intelligence，简称AI）技术的迅猛发展，AI系统通过感知、理解、行动和学习等技能，极大拓展了人类的能力，助力重大商业转型，迈向新时代。

正如我们在新书《人机协作：重新定义AI时代的工作》中所指出的那样，如今，企业的运营规则可谓日新月异。AI系统不仅能够推动流程自动化，提高工作效率；更重要的是实现人机协作，从根本上改变工作性质，从而彻底颠覆企业运营和员工管理方式。

很多人都存在这样一种认识误区，认为包括高级机器人和数字机器人在内的AI系统会逐步接管人类的工作。例如，无人驾驶汽车终有一天会取代出租车司机、快递和卡车司机。对于某些工种，这一担忧或许会成真。不过我们发现，AI技术更重要的影响还是赋能于人，从而推动重大商业转型。

这一技术浪潮给各行各业带来了严峻挑战，各大公司正站在AI技术应用的十字路口上，亟须做出抉择。在部署了AI系统（从机器学习到计算机视觉再到深度学习）的公司中，一些公司的生产效率短期内略有提高，还有一些公司的绩效可能突飞猛进，后者的诀窍在于能够充分理解并利用AI技术带来的真正影响。

为了充分挖掘AI技术的潜力，行业领军企业已经采用更具流动性、适应性的业务流程，并组建了人机协作团队，人机协作推动了许多传统流程的革新。

例如，在位于德国丁戈尔芬格(Dingolfing)的一家BMW装配厂，工人和机器人共同完成汽车组装工作。在工厂的一角，一位工人摆好了用于传动装置的齿轮箱，而一个可以感知周围环境的轻量机械臂拿起了一个重达12磅的齿轮。这位工人随后开始处理下一项任务，同时，这个机械臂将齿轮精确地放入齿轮箱，并拿起了另一个齿轮。在工厂的另一角，另一个轻型机械臂正在小型车窗的边缘均匀涂抹黏稠的黑色黏合剂。一位工人在机械间走来走去，擦拭黏合剂喷嘴，放入新玻璃，并拿走已涂好的车窗，在这里，人类和智能机器人真正实现了"和谐共舞"。

这些创新团队能够适应不断涌现的新数据环境和多变的市场行情，帮助企业革新工作流程。

例如，在保险索赔处理过程中，AI不会取代人类的角色而是承担繁琐乏味的体力劳动、收集数据并进行初步分析，从而使索赔处理员能够专注于处理复杂案件。换言之，机器承担自己比较擅长的任务：完成重复性工作、分析海量数据集并处理常规案例。与此同时，人类则专注于他们最擅长的工作：处理存疑信息、针对复杂案件做出自己的判断并与不满意的客户进行沟通。

第三轮浪潮： "被遗忘的中间带"

日益密切的人机合作催生出第三轮业务转型浪潮。第一轮浪潮是由亨利·福特（Henry Ford）引领的，主要标志是标准化流程；第二轮浪潮是指二十世纪七十年代涌现出的流程自动化，随着信息技术的进步，第二轮浪潮在二十世纪九十年代达到顶峰。

在第三轮浪潮中，人机协作推动企业绩效实现指数级增长。我们将这一领域称为"被遗忘的中间地带"。所谓"被遗忘"是指几乎没有人提过这一领域，同时，只有一小部分企业正在试图填补这一关键缺口。

在"被遗忘的中间地带"，人类与智能机器各取所长。例如，人类可以开发、训练和管理各类 AI 应用，从而确保 AI 系统真正成为人类的好帮手。同时，机器可以使人类突破自身极限，拓展自身能力，例如实时处理和分析来自不同来源的海量数据。换言之，机器能够赋能于人。

在这一地带，人类和机器不是"抢饭碗"的竞争对手，而是合作伙伴，通过共同探索各自最擅长的领域，助力彼此提升绩效表现。公司可以变革业务流程，从而充分利用人机协作的诸多优势。

要想充分挖掘 AI 技术潜力，公司必须填补"被遗忘的中间地带"。这就要求公司设立新的岗位，构建崭新的人机协作方式，变更传统的管理理念，乃至彻底颠覆"工作"概念本身。这将催生出许多崭新的工作岗位，需要有员工专门负责设计和培训算法、解释所使用的算法并进行维护。据我们研究，AI 催生出的新业务和技术岗位主要可分为三大类型：培训师、讲解员和维护者。

• 培训师旨在教授 AI 系统如何运作，帮助降低自然语言处理器和机器翻译中的错误，并指导 AI 算法模仿人类行为。例如，在制造业中，用于辅助人类工作的轻型机器人需要事先接受编程和培训，才能处理不同任务。只有拥有相应技能的员工才能进行此类培训。而需要接受培训的除了实体机器人之外，还包括 AI 软件。培训需要大量角色和工种。在简单的情境下，培训师帮助自然语言处理器和机器翻译减少错误，而在复杂情境下，培训师要训练 AI 算法模仿人类行为。

• 讲解员旨在帮助技术人员和商业领袖实现有效沟通，向非技术人员解释复杂算法的工作原理。随着 AI 系统的原理

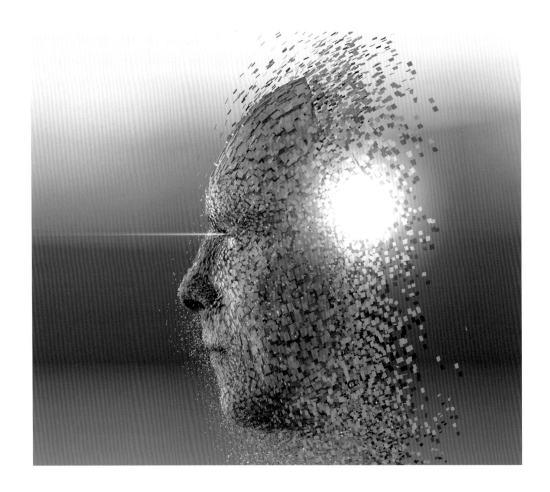

越发艰深,这些人才的重要性日益上升。讲解员可以细分为三种:透明度分析师,负责解释特定 AI 算法为何作为"黑盒子"运行;算法取证分析师,负责确保各个算法为其结果负责;战略诠释家,负责对各类 AI 技术最适用于何种应用进行主观判断。

• 维护者旨在确保 AI 系统按计划运行,即作为一种辅助性工具,让我们的工作和生活更便捷。维护人员可以细分为三种:背景设计师,留意商业环境、流程任务、用户的独特情况、文化问题和其他背景因素,从而确保复杂的机器人和其他 AI 系统在设计之初就考虑到上述因素;AI 安全工程师,预测 AI 系统可能带来的意外后果,分清轻重缓急,解决任何可能出现的有害情况;道德合规员,作为监管者和监察员,确保 AI 系统符合人类的价值观和道德观。

AI 成功应用方程式

埃森哲的研究表明,各大行业中,只有领军企业成功抓住了第三轮浪潮带来的机遇,在我们调查的近 1,500 家机构中占 9%。这些企业最大限度地实现了自动化,并着手开发新一代流程和技能,从而充分利用人机协作的诸多优势。

它们成功的诀窍是什么?诀窍就是遵循五大关键组织原则:思维模式、实验、领导力、数据和技能。

思维模式

通过重新定义"中间地带"的工作，打造截然不同的业务流程。人类与 AI 互相促进。

如果只将 AI 用于现有流程的自动化，只能实现绩效的小幅提升。重新定义工作则需要采用完全不同的思维模式，利用人机协作，实现许多传统流程的革新。死板的装配线将让位于灵活的人机团队，被机器赋能的人类与 AI 携手共进，适应不断涌现的新数据和新角色。

不过，要实现这些，企业首先要奠定坚实的基础。因此，需要首先实现常规工作的自动化，充分挖掘员工的潜能，然后再专注于人机协作。这离不开以行动导向的思维模式，具体包括以下三个关键步骤：

• 探索与描述。必须了解传统业务流程和新型 AI 解决方案之间的区别。例如，工作岗位不应仅限"人类专属"和"机器专属"，还应包括协作型岗位。

• 共同创造。发现流程转型机遇是一回事，而抓住这些机遇又是另一回事：只有设想出新的工作模式，才能抓住这些机遇。要想培育关于工作方式的全新思维模式，公司高管们应当鼓励利益相关者共同创造。

• 推广与维护。重新定义流程的最后一步是扩大解决方案的适用范围，并通过不断改进进行维护。可能需要在员工内部对新系统进行测试，以便解决所有问题，随后再应用于客户。

实验

积极观察流程中各环节的情况，以测试并完善 AI 系统，同时从"中间地带"的角度重新定义流程。

标准业务流程的时代已经过去，单纯复制行业领军企业的最佳流程已然行不通。因此，实验才是关键。为了提高竞争力，公司管理者必须制定符合自身公司特质的流程。这就要求不断试错，确定哪些工作可以交给人类，哪些工作最好由人类和机器合作完成，而后者就是我们所说的"被遗忘的中间地带"。

不过，个性化流程需要管理者和领导者对企业员工和文化的深入了解，以便确定在何时以何种方式开展实验。例如，若想让员工接受实验，领导者需要制定明确的目标，同时不能因错误或失误而气馁。毕竟，在科学领域，实验结果即使无法支持假说，也谈不上是一种失败，而是贡献了实验数据。

例如，亚马逊一直以实验文化而著称。一个例证就是其位于西雅图的 Amazon Go 门店。客户可以进入店内，从货架上拿起商品，然后离开，无须在收银员或自助结账机处付款。当购物者从货架上拿起商品时，摄像头会监测购物者的动作，产品内置的传感器会连接购物者的手机，在其亚马逊账户中扣款。Amazon Go 门店最终能否取得成功并在全球顺利推广并非重点，重点是亚马逊在不断开展各类实验。亚马逊 CEO 杰夫·贝索斯（Jeff Bezos）一直推崇实验文化，因此拥有创新领域的一大秘密武器：大量愿意在"被遗忘的中间地带"工作的员工，以及众多了解如何处理新领域未知情况的管理者。

领导力

从一开始就承诺负责任地使用 AI。领导者必须时刻考虑到 AI 技术的伦理、道德和法律影响。

确保 AI 系统能够交付可行的成果、提高算法的可靠度并消除偏差。正如父母在培养孩子时，希望其兼具责任感和高效的沟通能力那样，企业在培育 AI 系统时也希望其能够负责地为企业"代言"，遵守负责、公正、透明的商业和社会规范。

这意味着企业要改变对 AI 的定义：AI 不是只按照编程行事的系统，而是能够不断学习的系统。从这个角度来说，企业在"培育"AI 时面临的许多挑战与人类教育下一代时面临的挑战类似：了解何为对错以及负责任地行为、在传授知识时摒弃偏见、自力更生并强调与他人合作和交流的重要性。

诚然，构建负责任 AI 的企业文化并非易事，因为许多人对技术有着本能的不信任，而工作岗位可能被 AI 取代的焦虑更是加剧了这种不信任。要想帮助员工更加适应与 AI 同事共同工作，管理者需要借助双方的角色和互动。培训师、讲解员和维护者的技能当然重要，但让员工切实体验到 AI 的赋能作用也很重要。必须让员工意识到，AI 旨在取代繁重任务和推动流程转型，AI 工具可以使员工的日常工作不再繁琐，更具吸引力。

数据

构建数据"供应链"，为智能系统提供"燃料"。

良好的数据是 AI 的基石，也是推动 AI 发展的动力。为了提供必要的动力，不妨将数据想象为一个端到端的供应链。这就要求我们以截然不同的方式定义数据：管理数据不是企业内部分散开展的静态流程，而是在整个企业范围内获取、清洗、整合、甄选和存储信息的动态活动。

由于机器学习、深度学习和其他 AI 应用都需要使用数据，数据必须又"好"（种类多、质量高、可用性强）又"多"（海量）。同时，AI 系统是在反馈回路中进行培训的，数据的质和量均会影响算法的改进，AI 系统的质量取决于培训数据的质量。因此，公司必须将目光投向"被遗忘的中间地带"中负责获取并提供数据以供分析的岗位。这些岗位至关重要，因为数据中的偏差会造成严重的后果，导致结果有误，诱使员工做出错误的决定。

技能

积极培养在"被遗忘的中间地带"所需的八大"融合技能"。

AI 能从根本上改变人机关系，这就要求企业培养新的员工技能。在第二轮浪潮中，机器替代人类；然而，在第三轮浪潮中（即自适应式流程时代），人类比以往任何时候都更为重要。人类可以设计、开发和培训 AI 系统，还能与 AI 系统进行合作，填补"被遗忘的中间地带"，实现绩效的跨越式增长。当然，与之前的人机互动不同，如今，机器与人类互相学习，良性循环，不断推动流程绩效增长。

通过研究，我们确定了员工所需的八大新技能，我们称之为"融合技能"，从而创造出比机器或人类单打独斗更为出色的成果。

• 增加人类创造力时间：将更多时间分配给明显需要人类的活动，例如革新后业务流程中的人际互动、创意活动或决策活动。如果员工在筋疲力尽的情况下开展工作，很少有人能发挥出最佳水平。因此，通过改变人机互动的本质，

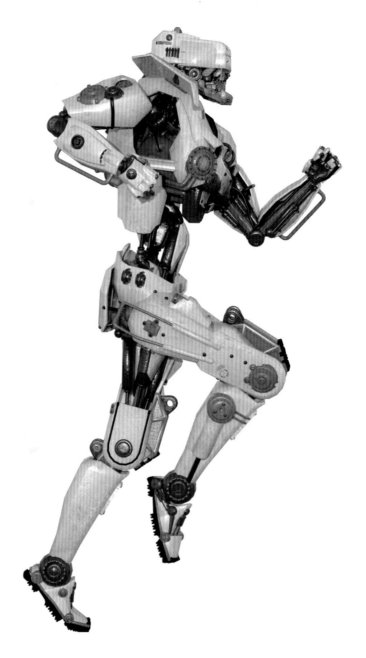

AI 能够重新分配时间，从而提升员工的工作效率和工作成效，进而改善员工福祉。人们能够将更多时间花在需要人工处理的活动上，例如提高客户满意度、修理更为复杂的机器故障或者开展纯兴趣创意研究。

　　•负责任的规范化：负责任地定义个

人、企业和社会的人机互动目的和认知。当需要使用 AI 技术，但对其的接受度和理解仍然不足时，就需要运用规范化这一技能，负责任地定义人们对人机协作的理解和认知。当在道路、医院、快餐店、学校和疗养院等公共场所引入机器人时，这一技能往往至关重要。实现规范化也需要掌握其他技能，包括人文学科知识、STEM 技能、企业家精神、公共关系方面的敏锐度以及对社会和社区问题的认识。

• 整合判断：根据判断，在机器无法确定该做什么时采取行动的能力。当机器无法确定该做什么，或者其推理模型中缺少必要的商业或道德背景知识时，人类必须意识到应在何时何地以何种方式进行干预。AI 能够正确处理很多问题，但它仍然无法准确分析局势和人类的想法。因此，人类的判断和行动一直是革新后流程的核心组成部分。

• 智能提问：了解如何以最佳方式询问抽象问题，从而获得所需的答案。应当如何探索极其复杂的系统或者预测各复杂数据层间的相互影响？人类无法独立完成这一任务，因此必须借助 AI。根据埃森哲的研究，我们发现很多工作领域都会涉及智能提问，包括以下场景：优化铁路运输和船运组合、调查药品化合物和分子间相互作用以及确定最佳零售价格。其中，确定零售价格尤其需要智能提问，因为销售的成败均涉及大量的复杂数据。

• 机器人赋能：与 AI 代理一起工作，以拓展您的能力，在业务流程和职业生涯中发挥超能力。机器人赋能使得人们可以借助智能代理突破自身极限。如今，能够帮助人们提高工作效率的机器人可谓多种多样：Clara 和 x.ai 能作为日程规划代理；Standup Bot、Tatsu 和 Geekbot 可以定期组织会议；Textio 和 IBM 的 Watson Tone Analyzer 能够改进写作；Doli.io 甚至能够在社交媒体上发布文字或图片，进行个人品牌建设。

• 全面融合：开发可靠的 AI 代理模型，从而改进流程结果。尽管机器人极大改变了外科手术流程，但手术成功的关键仍然在于外科医生以及他们操作机器人的能力。本质上，这就是"在机器内部施展自己的外科技术的能力"。在人机融合时代，全方位的身心融合变得越发重要。只有当人类创造出机器工作和学习时可用的思维模型，并确保机器能够获取用户行为数据以改进互动时，才能全面实现业务流程转型。

• 互相学习：①在 AI 代理身旁开展任务，便于其学习新技能；②员工接受在岗培训，以便适应经由 AI 技术改进的流程。传统的技术教育是单向的：人类学习如何使用机器。然而，在 AI 领域，机器和人类互相学习。互相学习意味着客户服务代表或者任何与 AI 代理协作的员工均将作为机器的"榜样"。在这一过程中，老师需要拥有足够的专业技能，AI 也应当具备一定的接受能力。当然，在互相融合的关系中，机器不是唯一需要接受培训的成员。

• 源源不断的重塑能力：定义新流程和业务模式，而非仅仅推动旧流程的自动化。最后同时也是最重要的一个融合技能是重新定义事物本质的能力。本质上，重新定义是一项基本技能，也是智能提问和机器人赋能等其他技能的基石。重新定义的能力使人们更容易适应日新月异的世界。在当今世界中，先进的 AI 技术不断推动企业流程、业务模式和各行业的转型。

前路如何

AI 变革已成燎原之势。在这场变革中，公司各职能部门的流程均被重新定义，以便充分利用 AI 技术，增强人类能力。

人类的重要性在这一过程反而更为突出。AI 技术能够为人类提供有力工具，使人类拥有超能力，并重新分配工作时间，让员工有更多时间发挥自身优势，而不是把时间浪费在机器可以替代的机械性工作上。

据我们估计，未来十年，获胜者与失败者之间会呈现出天壤之别。两者的差距不在于企业是否应用了 AI 技术，而在于如何应用它。◢

作者简介

保罗·多尔蒂
埃森哲首席技术与创新官
常驻纽约
paul.r.daugherty@accenture.com

H·詹姆斯·威尔逊
埃森哲研究部信息技术与商业研究董事总经理
常驻旧金山
h.j.wilson@accenture.com

本文节选自他们的新作《人机协作：重新定义 AI 时代的工作》，该书英文版已经出版，读者可以在 amazon.com、barnesandnoble.com 和 walmart.com 购买到本书。中文版将于 2018 年 9 月份与中国读者见面。

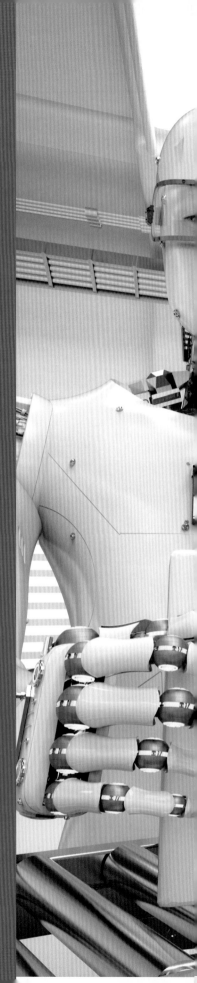

公民 AI 时代来临

陈笑冰、保罗·多尔蒂（Paul Daugherty）｜文

如果一部人工智能操控的存货机器人撞伤了仓库工人？如果人工智能医生在为病人做出错误诊断时，谁将对此负责？埃森哲认为：企业必须提高人工智能系统的责任意识。无论其最终扮演何种角色，人工智能所采取的一切行动都代表着企业。使用这些技术的企业必须仔细考虑需要为其行动承担的责任和义务，培养公民AI。

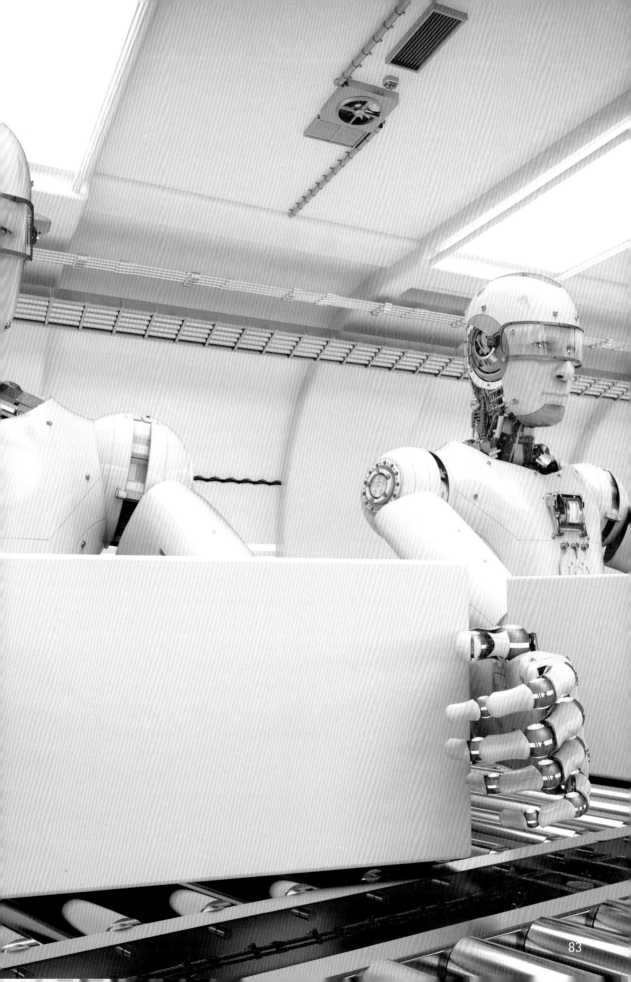

如今，我们正工作和生活在一个创新年代，云、人工智能（AI）、区块链、增强现实和虚拟现实、物联网、量子计算等一系列新技术成为这个时代的标志。

企业正在运用技术与人们建立更深入、更有意义的关系，造福于整个社会。例如，不少企业已经意识到：部署人工智能不再只是训练它执行某个特定任务，而是必须将其"培养"为负责任的企业代表以及有贡献的社会成员，即所谓的公民 AI。

当新技术扑面而来时，除了积极利用之外，企业还要从人类自身出发，考虑技术对整个人类社会带来的深远影响。只有抱着"以人为本"的信念，人类才会从对 AI 的恐惧中解脱出来，真正步入智能新时代。

在美国，世界第一个人工智能律师 ROSS，可以"通读法律"、收集证据、做出推论，并给出基于证据的高度相关性答案。卡内基梅隆大学的研究人员运用人工智能技术，使一架无人机能够通过自我培训，学会识别和追踪某辆汽车。

在中国，2017 年九寨沟地震发生18 分钟后，中国地震台网用机器写出第一篇震后新闻稿，用时 25 秒。被评为"全球 50 大最聪明公司"的科大讯飞，应用人工智能技术模仿美国总统特朗普说话，达到连美国人都难辨真假的地步。

如今，人工智能技术已经深刻而广泛地影响到了人类的生活。它已经从一个单纯的技术工具发展成为人类的合作伙伴。在这样的背景下，企业应该如何看待人工智能技术，从而更好地为我所用？

人工智能：
从程序化运行到自我学习

"人工智能"是一系列先进技术的集合，能够让机器感知、理解、行动和学习。

其概念早在 20 世纪 60 年代就已经被提出，为何在最近几年才开始火？这波人工智能的兴起，正是得益于 2006 年深度学习算法的突破性进展，人机大战中李世石和 AlphaGo 的对决，让人工智能在一夜之间成为举世瞩目的焦点。

那么，如何通俗易懂地理解深度学习呢？如果用 90 年代 IBM 的"深蓝"计算机和谷歌 AlphaGo 相比的话，就会发现：深蓝团队本身就拥有国际象棋大师，当时沿用的思路就是把人的经验程序化。而 AlphaGo 团队里并没有顶尖的围棋选手，AlphaGo 是通过学习大量的棋谱，在下棋的过程中不断进化，从而找到每一步最优策略的。

而随后，DeepMind 公司的 AlphaGo Zero 更是在 AlphaGo 的基础上，进行了迭代和升级。其人工智能系统在不了解任何规则的情况下自学围棋下法。几天之内，AlphaGo Zero 便已成为顶尖围棋高手，以 100 比 0 的绝对优势击败了自己的上一版本——曾战胜全球最优秀人类选手的 AlphaGo 系统。所以，有人用"知其然，而不知其所以然"来形容人工智能。

再例如，如果一套机器学习系统希望在图片中找到一只狗，并分辨出品种。为此，大量带有"标记"的图像不可或缺：一组图片教会系统识别狗的位置，其他图片集则用于区分不同犬种。在监

图一　人工智能：从机器学习到深度神经网络

人工智能

人工智能是一系列先进技术的集合，能够使机器感知、理解、行动和学习。

机器学习

人工智能的一个分支，系统无须明确编程即具有学习的能力。通常，机器学习算法是一种由数据驱动的学习系统。

监督学习	**无监督学习**
这种机器学习算法使用经过标记的训练数据。标记数据是指我们在目标类别中加入正面和负面示例。比如，当系统需要在图片中区分猫和狗时，每张图片将被"标记"为包含猫或狗。	当仅拥有未标记数据时，就需要使用这种机器学习算法。此类系统使用的技术之一便是聚类——将相似的条目划分为一组，但并不将组中的内容归集至预定义的类别。机器通常会捕捉到人类不会发现的类别与联系。

决策树

一种树状模型，尝试在一个特定的领域内对所有可能的决策及其相关后果进行详尽表述。每个节点代表一项测试或问题，每个分支则是该测试／问题的结果，每个叶节点为一种决策或一个标签。使用决策树的目的是以最少的决策达到完美分类。

深度学习

也称为深度人工神经网络。深度学习尝试模仿人类大脑神经元的非线性连接，以识别图像、声音和其他数据中所存在的模式。在机器视觉和自然语言处理领域，近期的许多进步都源自深度学习。

强化学习

强化学习算法不依靠明确标记的数据，而是通过"奖励—强化"这一过程来学习。例如在游戏中，赢得成功便是一种奖励，这种算法可以自我对战数百万次，以此提升某项能力。有时人类需要决定算法能否获得奖励，不过这种干预一般极为有限。

备注：上述图表只列举了今天所使用的部分人工智能技术；罗列上述这些技术的目的在于，为本趋势中谈及的术语和概念提供更多背景资料。

督学习模式下，图像通过手动标记，不仅告知系统动物位置，同时也说明其种类。

而并行处理技术和人工智能算法的发展，进一步开启了深度神经网络的潜能。受到大脑神经连接模式的启发，深度神经网络可以学习大量的现有数据——即使它们中混杂着许多无用数据也不受影响。

作为学习过程的一部分，这些算法会自主掌握新的数据联系方式——这意味着，深度神经网络人工智能系统可以不断拓展和提高自身能力。可见，人工智能完全自主学习，不需要人为监督。

人工智能系统获取的数据越多，其预测效果就更加精准。人工智能系统通过学习，能够利用这些数据建立模型，然后根据测试数据，检查各种因素所起的作用。在上面提到的识别宠物及其品种的实例中，测试数据集可以包括一幅在复杂或纷乱背景中存在多只宠物的图像。一旦模型达到了所需精度，就可以在生产环境中使用（见图一）。

以往，机器学习依靠基于规则的数据分析程序、统计回归计算和早期的"专家系统"来实现，以程序方式构建的人工智能系统仅可完成种类极为有限的任务。但如今，功能强大的深度神经网络实现了爆发式增长，使人工智能得以突破单一程序的局限，拥有了超越预期的行动能力。基于学习的人工智能拥有广泛功能，并有望成长为员工的协作拍档和同事——而且企业无须担心它们会"跳槽"。

培养负责任的合作伙伴

目前，不少企业仍然只是把人工智能当作一种软件工具，而人们是不会指望一种工具可以负责任地"行动"、解释自己的决定，或者与他人合作。

埃森哲技术展望调查显示，大多数高管（81%）均认为，不出三年时间，人工智能就将作为一名同事、合作者和值得信赖的顾问，和企业员工并肩协作。

纽约西奈山伊坎医学院（Icahn School of Medicine）的研究人员，如今拥有了一位独特的协作者——人工智能系统"Deep Patient"。该系统通过对70万名患者的电子医疗档案进行分析，成功自学了如何预测78种疾病的风险因素。现在，医生已开始依靠该系统来辅助诊断。

尽管Deep Patient不是一个个人，但它也绝不只是一套程序。人工智能系统可以持续学习、自主决策，已经从一个单纯的技术工具发展成为人们的合作伙伴，与人类协调配合。随着其自主性和先进能力的不断提升，人工智能现在普遍拥有了与使用者同等的影响力。

事实上，人工智能已经在扮演着上述角色。

在旧金山，人工智能解决方案帮助Stitch Fix公司的时尚设计师为顾客提供服饰搭配建议。在中国，蚂蚁金服公司保险部门的理赔师也在借助人工智能做出赔付决定。人工智能系统甚至在北欧软件制造商叠拓（Tieto）的领导层中占据了一席之地，该公司将这套系统称为"Alicia T"，希望"她"能帮助管理团队利用数据做出明智决策。在一些企业，人工智能已成为企业的公众形象，负责处理对外交流的所有事宜——从通过聊天、语音和电子邮件进行最初客户互动，一直到扮演重要的客户服务角色。

未来，人工智能的影响力还会更大：据IDC（International Data Corporation，国际数据公司）预测，2015至2020年，全球企业在认知技术/人工智能系统的投资将以54%的年复合增长率（CAGR）快速增长。

鉴于人工智能参与做出的决策会给人类生活带来更大影响，埃森哲认为，对于企业而言，一项新的使命不容忽视：正如父母会教育子女有效沟通，并对自身行为负责一样，企业现在也需要"培养"人工智能系统的责任意识，教会他们公平和透明等商业及社会规范。

对于企业来说，部署人工智能不再只是训练它执行某个特定任务，而是必须将其"培养"为负责任的企业代表以及有贡献的社会成员。

通过"培养"人工智能系统的责任感，企业可以创建具有不同技能的人工智能系统组合。而在完成训练后，这些技能可以根据需求在劳动力市场中推出，并且一旦必要，企业仍可使用它们。

经过训练的人工智能系统不仅有助于扩大业务规模，还可以通过反馈回路适应新的需求——就如同通过继续教育，帮助员工适应新的任务。通过对 AI 进行社会责任方面的培训，企业有望创造出能力超群、善于合作的"新员工"。

积极消除数据偏见

的确，就理论而言，通过成功地训练和培养人工智能，企业将创造出一类能够不断拓展，适应各项工作的卓越员工。

但弗吉尼亚大学研究人员的一项研究显示：人工智能会放大预料之中的性别偏见，甚至将站在炉灶旁的男性全部归类为女人。可见，除了海量的训练数据之外，企业还必须拥有准确的数据。

正如孩子们学习交流时，会先使用符号和手势，而非语言；不过最终，他们必须掌握一门语言体系，以扩大对世界的认知。同样，企业的人工智能系统也应从基本原则开始打造，但随后必须逐步依照设定的分类结构建立技能。如果拥有最准确的数据，企业以此培训人工智能如何完成其工作，那么将打造出最强大的人工智能系统。

谷歌近期发布了一套开源数据集，帮助企业提升其人工智能系统的语音识别能力。为了创建一套数据集，使人工智能做好充分准备，来理解某种语言的 30 个单词，谷歌录制了数千人的发音，共计 6.5 万条音频剪辑。正是凭借如此庞大的培训数据，谷歌的语音识别准确性达到了 95%。

企业必须确保：无论人工智能的沟通对象是客户、员工，还是其他人工智能系统，双方都要拥有相同的认知背景。企业的数据科学家在选择分类法和培训数据时，必须小心谨慎——不仅关注规模，还应该积极消除数据中的偏见。

企业还必须为正在收集和分享的各项模型标明出处，由此确保可移植的模型和训练数据之间的联系。如果能对数据录入加以整理，尽量消除各种偏差，同时建立良好的归档、组织和正确标记，企业就能建立起强大的人工智能模型库，反复对其进行利用。

可诠释的人工智能

除此之外，不论是在企业还是在社会中，一个可靠的员工必须对决策过程做出说明。高管人员已普遍意识到了这一点：调查中 88% 的受访者均表示，当企业利用人工智能进行决策时，确保员工和客户理解其决策原则非常重要。

由于设计人工智能系统的初衷在于同人们合作，企业必须构建并培训其人工智能系统，以人们能够理解的方式清楚诠释其行动。

Drive PX 是英伟达公司（NVIDIA）嵌入了人工智能的自动驾驶汽车平台，能够自主学习如何驾驶，不过其学习模式直到最近才被公开。为了改进该系统，英伟达的工程师们提前打开了人工智能"黑匣子"，并且开发出一种方法，由一辆搭载 Drive PX 的汽车直观地展示其驾驶方式。平台播放了这辆车近期行驶过程中拍摄的一段街景视频，并且突出显示系统在导航时最为重视的区域。

另外，美国信用卡发卡机构第一资本（Capital One）正研究如何让人工智能更易于理解，以便利用它来审核信用卡申请——因为根据银行法规要求，金融机构在拒绝申请时必须向客户做出说明。

政府决策者们也在考虑出台规则，管理人工智能在决策中的作用。将于 2018 年中期生效的欧盟《通用数据保护条例》，其原则精神赋予了个人对人工智能和其他算法所做决定的"解释要求权"。

负责任的人工智能

如果一家依托人工智能的抵押贷款机构拒绝向合格的购房者提供贷款，或是一部由人工智能引导的存货管理机器人撞伤了仓库工人，会引发怎样的后果？如果人工智能医生在为病人做出错误诊断时，谁将对此负责？

埃森哲认为：企业还必须提高人工智能系统的责任意识。无论其最终扮演何种角色，人工智能所采取的一切行动都代表着企业。使用这些技术的企业必须仔细考虑需要为其行动承担的责任和义务。

例如：奥迪公司（Audi）宣布，置入 A8 车型的"交通拥堵领航"自动驾驶系统于 2019 年投入使用后，将为其事故承担责任。德国联邦政府也针对一些不可避免的事故情形，预先制定了规则：汽车必须选择物质损害，而非人身。

随着人工智能更广泛而紧密地融入社会，它势必会带来全方位的直接影响与冲击——从财务决策、医疗保健，一直延伸到刑事司法，乃至更广阔的领域。

随着其影响日益扩大，企业在培养人工智能方面的责任亦将不断增加。欧洲议会也已经开始考虑授予机器或机器人有限的"电子人格"，类似于判定责任或损害时所使用的"法人"概念。

如果企业一旦忽视这点，就会陷入疲于应对新的法规和公众要求的被动局面——甚至可能出现更为不利的局面：整个人工智能行业都将受到更严格的监管控制，以扭转企业疏于承担责任的状况。

目前，领军企业将积极迎接培养负责任 AI 的挑战，充分重视其在社会中的新角色与影响力。为了达成该目标，他们会创建起一套标准，据此打造负责任、可解释的人工智能系统。不仅如此，这些企业还将努力赢得客户与员工的信任，因为后者已不愿再使用那些直接影响其生活但无法清楚了解其背后运作原理的技术。

埃森哲 2018 技术展望调查发现，72% 的高管表示，其所在企业正设法提高人工智能决策与行动的透明度，以此获取客户的信任和信心。

事实上，培养人工智能所面临的诸多挑战与人类教育类似：建立是非观念，理解负责任的行为；无偏见地传授知识；以及在自力更生的同时，强调与他人合作、沟通的重要性。为了培养出负责任的 AI，企业可以借鉴人类能力培养的各个阶段：首先掌握学习方法，然后理顺或诠释自身想法及行为，最终为其决定承担责任。

所以，培养机器的责任感，将是人工智能融入社会的关键一步，我们将其称之为"公民 AI"。■

《埃森哲技术展望 2018》调查说明

　　本文出自《埃森哲技术展望 2018》的相关调研发现。该调查已经连续开展了四年。本年度，全球共有来自 25 个国家，超过 6,381 位业务与信息技术高层管理者参与其中，为我们提供了多方面的真知灼见，包括技术对其组织的影响，以及未来数年中须优先进行的新技术投资。该调查自 2017 年 11 月开始，于 2018 年 1 月完成。

　　通过以创新为导向的研究、深刻的洞见和有力的实证，《埃森哲技术展望 2018》将帮助世界各地的企业在崭新时代蓬勃增长，赢得成功。我们期待着为您的数字化转型助一臂之力，支持您所在的智能企业尽展全部潜能。

调查覆盖的 25 个国家

阿根廷	智利	印度	秘鲁	瑞士
澳大利亚	中国	印尼	葡萄牙	泰国
奥地利	哥伦比亚	爱尔兰	新加坡	阿联酋
巴西	法国	意大利	南非	英国
加拿大	德国	日本	西班牙	美国

职位

7%
首席信息官或首席移动官

12%
首席技术官或技术总监

23%
信息技术总监

9%
首席营销官

8%
首席财务官

12%
首席运营官

8%
首席战略官

15%
智能部门主管
（与信息技术无关）

6%
业务单元主管
（与信息技术无关）

营收（美元）

4% 超过 500 亿	**7%** 200 亿～ 499 亿	**15%** 100 亿～ 199 亿
27% 60 亿～ 99 亿	**45%** 10 亿～ 59 亿	**2%** 5 亿～ 9.99 亿

行业

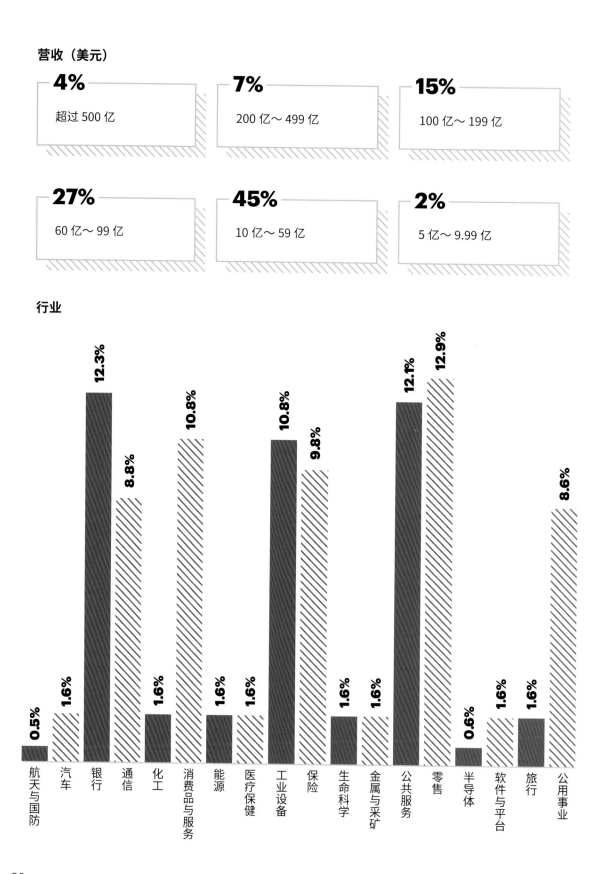

航天与国防 0.5%
汽车 1.6%
银行 12.3%
通信 8.8%
化工 1.6%
消费品与服务 10.8%
能源 1.6%
医疗保健 1.6%
工业设备 10.8%
保险 9.8%
生命科学 1.6%
金属与采矿 1.6%
公共服务 12.1%
零售 12.9%
半导体 0.6%
软件与平台 1.6%
旅行 1.6%
公用事业 8.6%

延伸阅读：
《埃森哲技术展望 2018》报告全文

作者简介

陈笑冰

埃森哲大中华区信息技术服务总裁
常驻上海
frank.x.chen@accenture.com

保罗·多尔蒂

埃森哲首席技术与创新官
常驻纽约
paul.r.daugherty@accenture.com

"微"力无边——
微服务升级软件架构，加速数字化变革

向勇 │ 文

　　IT系统架构设计是IT领域经久不衰的话题，是每个企业构建IT系统过程中极其关键的一部分。从中通服成功部署微服务的案例来看，不仅花小钱办成了大事，而且开辟出一种新的集团企业IT应用建设模式。

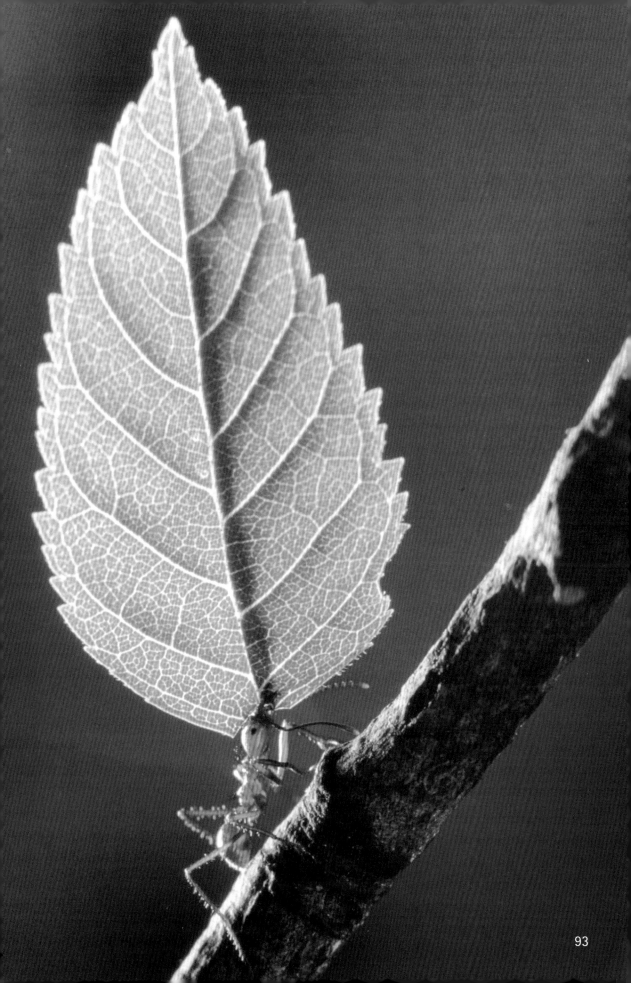

在传统企业管理中,以下场景并不陌生:

场景一:某老总的办公桌上,摆着一摞摞来自于不同部门的报告。然而,令他感到头疼的是,集团并没有统一的信息化架构,业务和财务部门的数据统计口径不一致。这位企业掌门人不禁叹息,"实现各公司的业财一致都这么困难,那想要实现集团全国'一盘棋'更是难上加难啊!"

场景二:不同业务部门虽然工作内容不同,但却有一个共同点,那就是对IT部门永不休止的抱怨。这是因为不同功能和系统之间的数据集成方式不同,随着时间的推移,业务系统越来越复杂。最终导致的结果就是IT系统难以迅速满足急剧增长的业务需求。业务部门认为,传统的系统开发方式及系统架构制约了业务发展。

场景三:财务部门对IT费用也颇有微词。不同省份的系统建设和维护都单独进行,而且这部分费用散落在各公司的经营管理费用中,通常不能准确统计。虽然单独算起来,每一套系统费用并不高,但可以想象全国近百套系统的建设和维护费用加起来数目还是相当骇人听闻的。

为什么大型集团企业会面临上述这些管理问题?这还要从这些企业的信息化建设说起。

大型集团企业通常是典型的多组织、多层级、多业态企业,在他们的信息化建设过程中,普遍存在着矩阵式的软件架构,不同业务部门、不同分、子公司都建立了独立的应用软件,然而这些软件之间缺乏有效集成,从而形成了信息孤岛。各家子公司很大程度上都是在单打独斗,有时甚至会左右互搏,给集团整体管控带来很大困难。

不仅如此,不同业务系统在演变过程中也日趋复杂和僵化,很难满足数字化时代下快速变化的业务需要。尤其在云计算、大数据等新技术应用日益深入的今天,企业传统软件架构下应用系统的集成性、扩展性不高,为企业带来了一系列问题,诸如管理效率降低、透明度不高等等。

作为一家典型的大型集团企业,中国通信服务股份有限公司(以下简称"中通服")也面临类似的问题。该公司由中国电信、中国移动、中国联通三大电信运营商控股,在全国范围内为通信运营商、媒体运营商、设备制造商等提供网络建设、外包、内容应用等服务,是国内通信业服务商里的旗舰企业。

但是,由于中通服的治理模式是典型的"小总部"战略及财务管理型,分为总部、省和专业公司三级架构,因此在过去的IT系统建设上,中通服采用的是各省自建自维模式。实际建设过程中,每个省所采取的方式方法、建设思路以及所采购的系统都不统一,这就给中通服的集团统一管控带来了不小的难度。尤其是在数字化时代,对企业内部协同的要求更高,需要对市场变化快速做出反应,之前的IT架构成为限制企业进一步增长的瓶颈。

变则通,通则久。面对上述问题,中通服下定决心对软件架构进行全面升级,以解决这些管理难题。虽然变革的决心已定,但具体实施起来难度可想而知,在这一过程中,中通服既要兼顾遗留IT系统,又要考虑到新系统的灵活性、可扩展性和可维护性,还要平衡业务和技术团队，这样的动态平衡并不好掌握。

即插即用
微服务成为新宠儿

在中通服最初的软件架构升级方案中，也曾考虑过购买成熟的套装软件，毕竟这种方式是信息化时代传统企业最常见的选择：借助成熟套装软件的应用，整合企业现有软件系统，再进行自上而下的部署实施，最终实现企业IT系统的全面升级。

不得不说，这种升级方式更成熟也更保险，但缺点也显而易见。

首先，主流套装软件不可能完全满足一家企业的业务管理需求，尤其是像中通服这样的企业，不同部门、不同分子公司都有其个性化需求，这样一来，大量的系统二次开发工作肯定少不了，后续的实施成本、维护成本自然也会大大增加。

其次，主流套装软件是典型的售卖许可证模式，用户越多，相应的软件采购费用也就越高，这对于业务系统用户数量庞大、所有一线项目经理都要使用系统的中通服来说，软件采购成本和后续服务费也相当可观。

第三，传统套装软件是典型的重功能、轻界面，不仅安装部署复杂，软件功能操作和使用也较为复杂，非专业人员必须经过系统培训才能正常使用，像中通服这样用户量庞大的企业，在后续的系统培训上也需要花费不小精力。

有鉴于此，中通服最终采用了市场上新兴的微服务模式，成功实现了企业IT架构升级，那么究竟什么是微服务呢？

微服务是指使用一套基于业务能力构建的轻量级服务来开发单个应用的方式途径，每个服务运行在自己的进程中，各服务之间使用轻量级机制通信，这些服务可使用不同的编程语言实现，以及不同数据存储技术，并保持最低限度的集中式管理，并能够通过自动化部署机制来独立部署。

相比传统套装软件的部署实施，微服务架构把一个大型的应用软件按照功能和服务分类拆分为数十个微服务，而其中每一个微服务就可以满足用户的一个需求（见图一）。这种架构将原本大而复杂的

图一 传统 IT 架构 V.S. 微服务 IT 架构

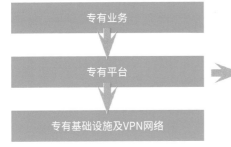

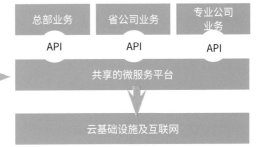

单体架构，重组为小而精美的独立服务，让工作变得更加高效、便捷、直击重点。

当企业对于某些微服务有特殊需要时，只需将针对这部分微服务的 IT 资源进行升级，以及将这些微服务进行更新，而不用像传统套装软件那样重新部署 IT 资源、重新对整个应用程序进行更新和调试。在系统出现故障时，微服务也可以实现对故障部分进行单独隔离，以免影响到整个系统的使用。除此之外，微服务架构还能让开发人员更便捷地基于"云"进行应用系统开发。

正因为如此，中通服最终下定决心拥抱微服务，自己搭建企业的软件架构，并在系统建设上兼顾套装软件和自主开发软件。在中通服的设想中，他们希望借助微服务应用，让软件架构能够"多快好省"地满足业务需求，在集团开发一个新业务时，对底层服务的调用能够像 U 盘那样即插即用。

2013 年，中通服与埃森哲就软件架构升级进行探索和规划，到 2014 年正式实施，短短三年多时间，中通服不仅在外脑的帮助下引入了微服务架构这一先进的技术理念，还完成了全国范围内的部署实施。依照以往的经验，使用传统的系统升级方案，企业往往需要花上十年时间，方可完成整个软件架构升级过程。而微服务的应用，令整个过程效率大大提高，节省了大量时间及成本。

中通服内部为这个变革项目取了一个形象的名字——"翔云"，即通过拥抱云计算技术，采用以 PaaS 平台为基础的松耦合系统设计架构——微服务架构，敏捷地承接多样化的业务模式及需求。通过"翔云"项目建设，中通服建立了覆盖整个集团的软件开放平台，彻底打破了过去封闭的软件架构模式，全面提升了集团管控能力。

结合集团的业务特性，中通服将工程、设计、监理和运维四大类业务形态抽象为合同、项目、采购、销售、财务、客商和市场七大类微服务，开发人员调用这些微服务来组装业务，就像使用自来水一样方便，充分体现了微服务的优势所在。

比如，在面向财务的微服务中，中通服借助微服务良好的扩展性，实现了从总部到省再到专业公司的统一财务管理：当省公司或者专业公司有特殊的财务需求时，只需要在财务微服务的基础上构建属于自己的财务应用，就可实现个性化需求，这既保证了系统扩展的便捷和高效，又保证了数据的统一。

事实上，微服务这一全新软件架构模式的应用，一箭双雕，不仅帮助企业快速进行业务创新，对不同业务进行不同程度的透明化管理也指日可待。那么，具体在实施和部署微服务的过程中，企业需要抓住哪些关键点？让我们通过中通服的案例，来做一个深入了解。

微服务部署的六大关键

常言道，理想丰满，现实骨感。

在微服务架构实施过程中，企业会面临诸如部署复杂、后续运维管理要求较高等问题；更为突出的问题是，由于企业 IT 团队经验不足、缺乏相应的专业人才，搭建微服务架构难度较大，后续的维护运维成本也较高。因此，企业需要一个经验丰富的团队去引领这个过程，并引进先进的理念及技术。

同时，受微服务自身特点的影响，当微服务被分割成一个个独立的业务模块，这些业务模块之间的互联互通就变得至关重要，将这些微服务科学系统地部署在 IT 基础架构上，并保证各个微服务的高效运行，对于企业来说也是一大难点。

中通服在"翔云"项目建设过程中，充分抓住了微服务架构实施的几个关键点，在规避风险的同时，充分释放出微服务架构的价值。

动态平衡：微服务的识别。对于业务复杂的集团企业来说，在应用微服务架构之初就要明确微服务的拆分，如果拆得过细，业务管理颗粒度做不到，许多微服务存在本身就是一种浪费，而且微服务之间的交互成本也会大大上升。而如果拆分过粗，微服务又无法更好地支撑起集团企业复杂的业务，因而，如何实现动态平衡非常关键。

最初，中通服将自身的业务拆分为 417 个微服务，但在实施过程中发现这一拆分方式过细，于是将微服务的数量降低到 304 个。在后续的系统开发过程中，又根据实际需要对微服务进行了调整，增加到了 306 个。

中通服的经验是，不必纠结于微服务的拆分怎样才最合理，因为企业的业务在不断变化，管理要求也在不断提升，在微服务的设计和实施过程中，不断寻找业务拆分与软件架构设计的平衡点才是微服务拆分的必由之路（见图二）。

构建平台：微服务的管理。在微服务架构管理上，中通服通过构建服务管理平

图二 微服务拼装应用示意图

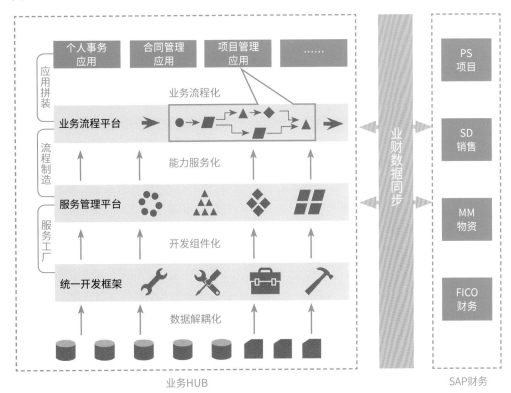

97

图三 中通服服务管理平台

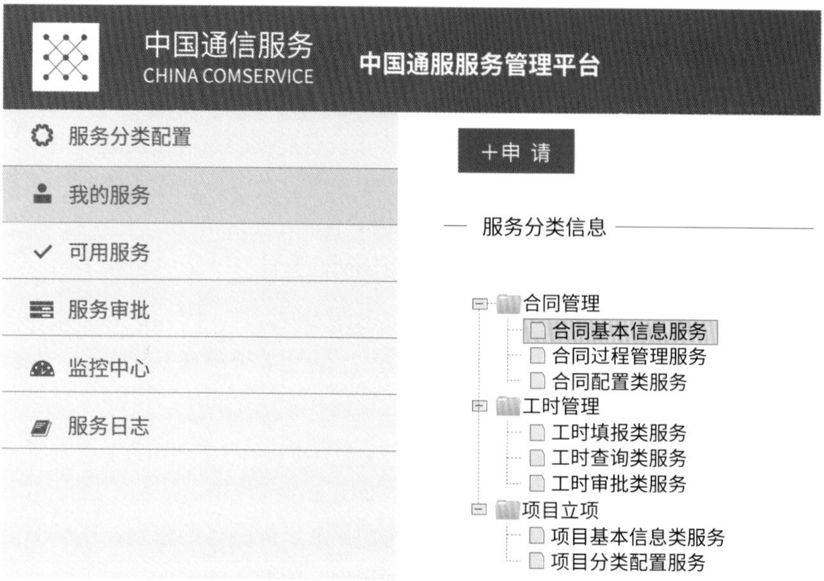

台的方式，支撑微服务全生命周期的可视化管理（见图三）。目前，中通服已经实现了对集团所有微服务资产的管理，未来会继续推进开发运维的扩展升级。

微服务管理平台架构清晰，分为注册中心、监控中心、服务提供者、服务消费者几个核心角色，并通过分布式管理与调度，有效提升管理效率。

新旧兼容：微服务与现有系统整合。经过多年的信息化建设，每一家企业都已经上线了大量的应用系统，微服务如何与企业现有系统并存呢？简单来说，就是传统系统负责系统间的信息交互，而微服务架构则负责每一个微服务内部的信息交互。

中通服"翔云"项目管理系统与财务系统的对接依然采用传统方式，以满足信息的一致性，但"翔云"项目管理系统内部则使用新的微服务方式进行管理。也就

是说，遗留系统的对接全部通过传统方式，从而实现成本可控；新系统的开发则采用微服务架构设计。未来，随着遗留系统的逐步退役，中通服将完全过渡到去中心化、分布式的微服务架构上。

后台集中：工作流引擎和流程管理的考量。微服务架构的引入，可以帮助大型国企在 IT 系统建设上从容应对业务流程的复杂多变，以及业务的灵活可扩展，但选择一个灵活可扩展的业务流程管理工具同样至关重要。

中通服综合分析了目前比较流行的工作流引擎产品，最终选择以开源的 Activiti 为基础自主构建"翔云"业务流程管理平台，该平台拥有个性化、场景化、人性化、可视化等诸多优势，不仅实现了一个平台支撑全集团所有业务流程，而且支持多种复杂业务场景的流程处理，并提供多种形式的消息提醒以及基于网页的可视化流程

定义工具。

在对工作流的配置上，"翔云"业务流程管理平台采用了创新的后台维护中心集中处理的办法，用户的提工单、咨询电话用他们习惯的语言描述，再由后台的专业人员进行配置，与传统的"培训用户使用系统"的思维方式相比，这样做既提高了效率，节省了培训成本，也大大提升了用户体验。

灵活扩展：虚拟机和容器的部署。 与传统的物理服务器相比，采用虚拟机不需要冗长的固定资产采购流程，具有更高的效率和更低的成本。开发人员可以快速部署，运维人员可以弹性伸缩。相比较而言，容器技术则更加先进，它可以让微服务的打包和部署更加简单、高效。

中通服"翔云"二期项目就将项目管理的 306 个微服务打包为 15 个微应用独立部署，实现了物理解耦，屏蔽内部变化对外部的影响，实现灵活的动态扩展，用极低的硬件成本成功支撑了全国 20 多省的业务运营。

善用外脑：开发及运维团队。 在系统交付中要满足快速迭代实施及优化的需求，通过建立一支专业化的队伍来支撑软件交付周期的闭环（计划、分析、设计、开发、测试、部署、运维、运营）。

相比不断变化的微服务，团队文化的形成确实一个逐步凝固的过程。具体到中通服的案例，在"翔云"项目中采用了"项目前期外部实施单位挑大梁，内部单位支撑；后期内部单位打主力，外部教官指点"的做法。

项目经理负责项目整体方案的制定及不同小团队之间的协调，外部团队的高手们负责在代码开发前基于业务需求完成微服务清单的梳理与定义，与应用设计同步进行，提升开发人员的效率。不同微服务由内外混成的小团队实施，小团队组长对各自微服务的质量负责。团队之间的关系是：既是服务的提供者也是服务的消费者。

微服务开启软件架构新纪元

随着数字化时代的全面来临，许多传统企业正在积极拥抱互联网等新兴技术，加快自身转型的脚步。企业的传统业务场景、用户行为等都随之发生着巨大变化。线上业务系统的增加，让 IT 团队的业务系统开发周期越来越短，应用复杂度也急剧增加，传统的软件架构已经不堪重负。

微服务架构通过有效拆分应用系统，降低了应用的复杂性，在一定程度上提升了应用系统的安全性，至少在一些微服务出现问题时不至于影响整个系统的运行；企业传统的业务应用系统经过多年 IT 建设，已经变得非常复杂，任何一个小的改动都需要重新部署整个应用，敏捷开发和快速交付更是无从谈起，而微服务架构很好地解决了这一问题。

具体到中通服的应用中，微服务架构实施给企业带来的价值尤为明显。

借助微服务架构的实施，中通服实现了全集团的数据大集中，使得集团决策层能够更加清晰地了解企业运营状况、为其做出科学决策提供了依据，能做到内部的系统不再"各自为政"，每个省不需要再独立建设 IT 系统，因而可以大大降低成本。

对于大型央企来说，能否实现业财一体化至关重要，因为业务是财务的基础，财务则是业务的数据表现和成果反映，二者能否统一不仅体现着管理者的境界和水平，更是决定着企业管理效益的高低。央企规模大、分支机构也多，其集团管控的难度非常大。微服务架构的应用，在根本上简化了央企原有的管理系统，可以大大提升央企集团管控的效率，令央企的数字化转型之路更加顺畅无阻，一往无前。

一直以来 IT 系统架构设计都是 IT 领域经久不衰的话题之一，是每个企业构建 IT 系统过程中极其关键的一部分，它决定了 IT 系统能否被正确、有效的构建，能否满足业务的需要。从中通服成功部署微服务的案例来看，不仅花小钱办成了大事，而且打造了一种新的集团企业 IT 应用建设模式，总结起来其特点如下：厚平台，微应用；松耦合，插件化；界面优，集中维；开源化，易接入。◪

作者简介

向勇

埃森哲大中华区通信、媒体与高科技行业总监
常驻北京
steven.yong.xiang@accenture.com

畅享数字化"悦"读体验，
即刻扫码下载全新《展望》APP

IOS版、安卓版

《展望》主页

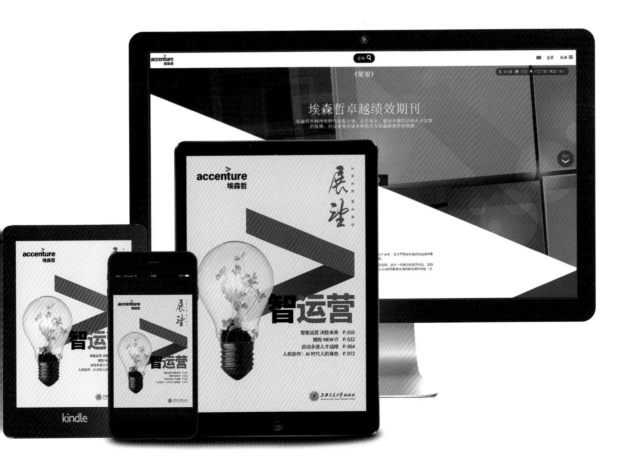

智能时代：
以技术洞悉人性

陈旭宇 ｜ 文

　　洞悉人性的从来不是数字技术本身，而是背后的设计者
和应用者；改变世界（包括作恶）的也不是技术本身。以人
为本，设计为人，由人做主，将是智能生活世界创新者的终
极哲学。

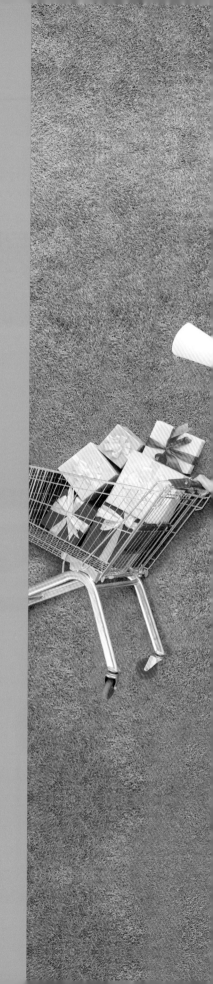

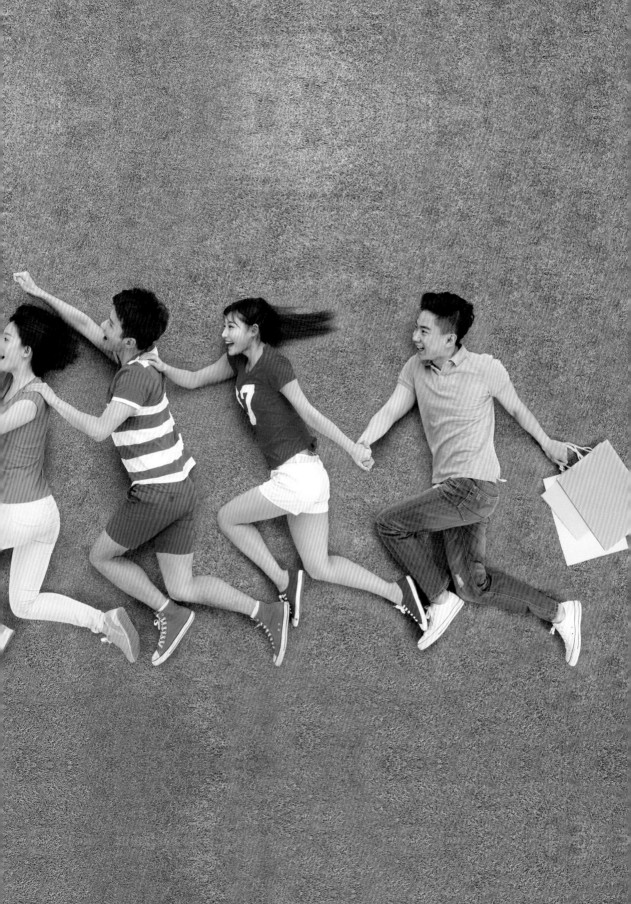

中国历来是数字商业创新的沃土。中国消费者热衷移动消费和社交，勇于尝新，乐于变换品牌；一心多用玩转多种屏幕；穿梭于线上和线下购物体验。三年多来，这些特征已深化到各年龄和各区域的消费者群体中，其领域已从支付、购物、视听逐步延伸至家居、运动和健康管理。

而另一方面，社交网络不断渗透生活，人们却面对更多的干扰和焦虑。移动订购随叫随到，社区和街边店铺却门可罗雀；人与机器的界面，可能统治了人与人大部分的沟通；移动会议随时随处，家庭与工作空间界线模糊；个人位置信息与健康数据实时采集，数据的安全使用方式却仍未完善治理。

智能生活时代究竟应该如何正确开启？企业如何把握中国这个世界最大的单体数字消费市场的脉搏？

智能设备，为何只是"尝鲜"？

"目前大部分企业提供的智能体验，大多基于人们对新事物本身的好奇心，当短暂的新鲜感褪去，它们仍难以成为生活不可或缺的一部分。"埃森哲2017年对中国消费者数字趋势的研究发现，智能设备和应用服务的体验与消费者预期之间仍然存在较大落差。

智能化和人的关系，将是一个需要持续关注和建设的领域。

埃森哲认为：智能必须以人为本，赋能于人，关怀人性。在技术创新高歌猛进时，短期刺激消费可能是立竿见影的，但企业能否驾驭技术获得可持续增长，恰恰取决于决策者能否洞悉和把握技术与人之间的深刻关系。

以技术洞悉人性，让设计以人为本，才是企业开启智能生活的正确方式。为此，埃森哲提出五点洞察和启示。

手机开启的智能生活

越来越数字化的生活方式，都以智能手机为中心外延出去，各种创新都在围绕智能手机发生。

时间去哪儿了

埃森哲2017年中国消费者调研发现，近六成消费者每天在手机上花费的时间超过两小时，14%的消费者在手机上消耗的时间在5个小时以上。

对手机的高度依赖，使得多数消费者频繁更换手机，超过70%的消费者两年之内会更换手机。而更换手机的主要原因，是追求新的功能以及更可靠的安全性。高收入的年轻消费者，手机更换速度更为频繁：70.7%的用户会在一年半内更换手机。

智能生活服务

智能手机显然已经成为智能生活的操控中心。在智能时代，个人的体温、心跳、触觉、声音、手势、体态和睡眠状态，都可以被设备感知和记录。

调查显示：中国消费者对智能生活场景的服务预期，主要集中在健身和健康管理、远程监控、家电遥控和车联网等方面（见图一）。

而相关的应用领域将是一片活力蓝海。从健身和健康领域来看，根据经济学人智库的报告，34%的中国人经常性地参与体育运动，较七年前28.2%的比例有了大幅提高。2017年，中国健身及

图一 消费者的生活服务场景预期

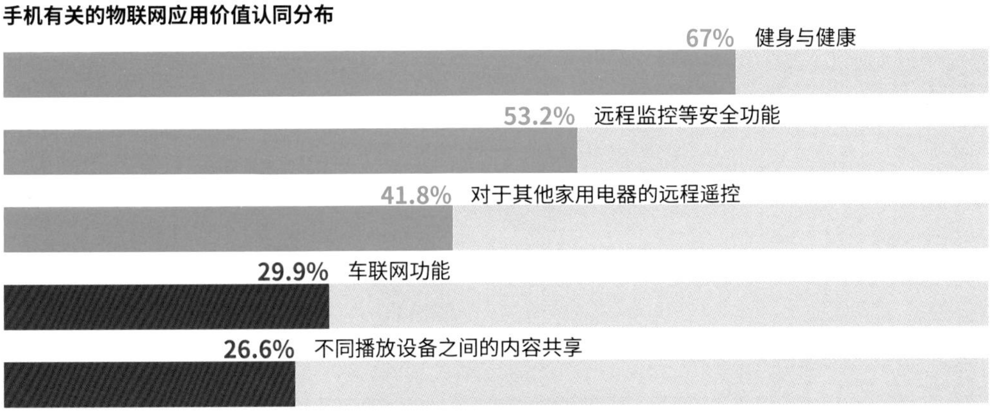

手机有关的物联网应用价值认同分布

67%	健身与健康
53.2%	远程监控等安全功能
41.8%	对于其他家用电器的远程遥控
29.9%	车联网功能
26.6%	不同播放设备之间的内容共享

数据来源: 2017年埃森哲中国消费者数字趋势研究 样本量: 4060

图二 穿越的办公室

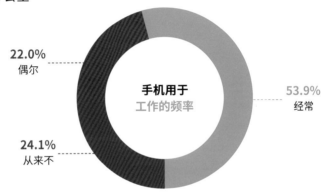

22.0%
偶尔

手机用于
工作的频率

53.9%
经常

24.1%
从来不

数据来源: 2017年埃森哲中国消费者数字趋势研究 样本量: 4060

运动类可穿戴设备市场规模高达 155 亿元人民币,预计到 2020 年将达到 225 亿元人民币。

在车联网领域,2017 年中国车联网用户数量达到 1164 万户,市场渗透率预计在 10.6%。预计市场规模在 2021 年将达到 4014 亿元人民币,用户数量会增长至 4097 万户。

在智能家电领域,埃森哲中国消费者数字趋势研究显示,近四成的人购买过智能家电设备,其中经常使用的人超过了六成,偶尔使用的超过三分之一。

可见,智能化的生活服务,即将成为大众市场,以不同的方式改变各个行业和市场。

穿越的办公室

智能手机改变了人们对时间和空间的理解,理论上只要有网络,人们可以在任何地方、任何时候工作。埃森哲的调研显示,超七成智能手机用户已将手机中的智能应用运用于工作(见图二)。

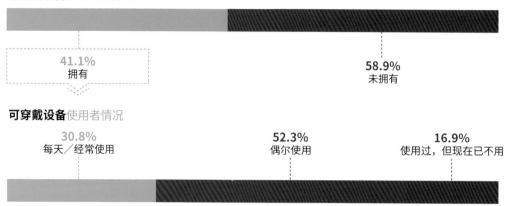

图三 可穿戴设备：智能局限

可穿戴设备拥有情况分布

41.1%
拥有

58.9%
未拥有

可穿戴设备使用者情况

30.8%
每天／经常使用

52.3%
偶尔使用

16.9%
使用过，但现在已不用

数据来源：2017年埃森哲中国消费者数字趋势研究 样本量：4060

这意味着工作时间和场所，自然地延伸到常规工时和办公室之外。所有员工在任何地方、任何时候都可以接入公司邮箱，通过社交媒体应用和同事或客户开展线上会议。每天成千上万的个人设备，访问和传输公司和客户的数据。

而新的移动工作场景对公司的数据安全提出了新的要求。埃森哲在全球50多个国家和地区拥有超过40万员工，为了解决数据安全问题，公司通过移动设备管理解决方案（MDM）来帮助员工安全地接入公司网络，记录和跟踪销售情况、查阅邮件、报销费用等。公司IT部门还可以监测异常情况、安装或移除文件、重置密码等。一旦设备遗失，员工能够远程抹除设备上的数据，确保数据不被恶意盗用。

由于智能手机如此深刻和广泛地应用于工作场景，企业有责任简化技术的使用难度，使客户和员工能轻松借力技术，真正实现"以人为本"。

可穿戴设备：智能局限

如今可穿戴设备，已经应用到医疗保健、运动健身、娱乐以及生产领域，成为日常配置。2017年，中国可穿戴设备市场总收入达到24亿美元，到2022年的年复合增长率预计为2%。

根据埃森哲2017年中国消费者数字趋势研究，虽然超过四成的人拥有可穿戴设备，但每天／经常使用的人只有三成左右，绝大多数人仅仅偶尔使用甚至已经不用了（见图三）。

可穿戴设备的市场渲染热度过高，并没有在消费者中成为主流。如何以更加人性关怀为中心提高应用体验，将是可穿戴设备破局的关键。

人工智能：未来生活伴侣

人工智能呈现出指数级的迅猛发展态势。

尤其在消息应用领域，软件聊天机

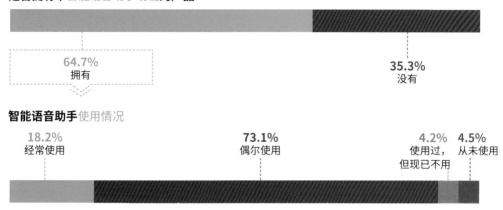

图四 闲置的智能语音助手

是否拥有带智能语音助手功能**的产品**

64.7%
拥有

35.3%
没有

智能语音助手使用情况

18.2%
经常使用

73.1%
偶尔使用

4.2%
使用过，
但现已不用

4.5%
从未使用

数据来源：2017年埃森哲中国消费者数字趋势研究 样本量：4060

器人已成为主流。人机对话正在驱动新一波数字化浪潮。到 2020 年，平均每个人与聊天机器人的对话将超过其配偶。目前机器对语音识别的正确率已达到 90%。斯坦福大学人工智能科学家吴恩达 （Andrew Ng）表示，当语音识别准确率达到 99% 时，将是颠覆性的时刻。

智能语音市场的规模也呈倍数递增，2016 年中国语音服务市场达到 59 亿元人民币，比 2011 年增长了近 10 倍。现在，智能语音服务已经广泛运用到搜索、交通、客服以及购物。根据埃森哲 2017 年全球调查，中国消费者使用语音助理的比例达到 55%，在调研覆盖的 22 个国家中居首，比美国高出将近 10%。

被冷落的语音助手

尽管如此，消费者和智能语音助手之间还远未建立起亲密关系。2017 年埃森哲中国消费者数字趋势研究显示：

64.7% 的消费者拥有带智能语音助手的产品，但其中经常使用语音助手功能的比例不足两成（见图四）。

据埃森哲今年另一份有关语音助手的全球调研显示，20% 的中国消费者在未来 12 个月中有意购买"单体语音助手设备"（例如天猫精灵）。在七个受访国家中，中国消费者的这种强烈意愿与美国并列第一。

但是，购买意愿高涨的背后，隐藏着设备能力不足、远低于客户期望值的风险。在六大类新兴智能外设中，语音助手引发的抱怨最常见，高达 77% 的全球消费者对买到手的语音助手功能大失所望，主要原因有：语音识别功能无法正常工作、用法过于复杂、联网设置容易失败等。

媒体和公司营销部门对人工智能创新产品和服务的渲染，提高了消费者的预期，但是应用场景不足，体验尚未达到改变消费者行为的程度。

图五 期望中的智能购物

消费者对新型购物**和**服务方式**的兴趣度**

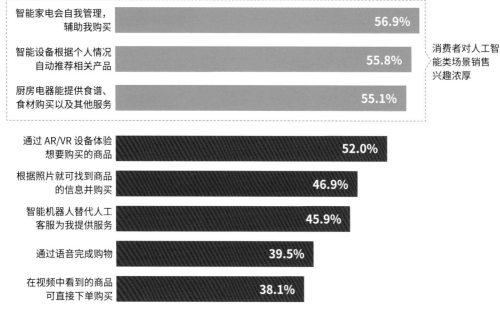

智能家电会自我管理，辅助我购买	56.9%
智能设备根据个人情况自动推荐相关产品	55.8%
厨房电器能提供食谱、食材购买以及其他服务	55.1%

消费者对人工智能类场景销售兴趣浓厚

通过 AR/VR 设备体验想要购买的商品	52.0%
根据照片就可找到商品的信息并购买	46.9%
智能机器人替代人工客服为我提供服务	45.9%
通过语音完成购物	39.5%
在视频中看到的商品可直接下单购买	38.1%

数据来源：2017年埃森哲中国消费者数字趋势研究 样本量：4060

"管家，在吗？"

根据埃森哲调查，超六成消费者更愿意选择提供"产品＋服务"的品牌。通过提供整套的解决方案，实现如智能客厅、智能厨房等服务。（见图五）。

未来，消费者不再满足于手里的智能设备，他们真正需要的，是一个能够帮助自己实现购物、查看设备使用状况的"智能管家"。

根据埃森哲一项全球调查，58% 的消费者表示，如果商家能基于其以往购买经历或偏好做出多种推荐，他们就更有可能购买。基于自己的平台优势和海量消费者购买数据，电子商务巨头亚马逊和阿里巴巴都在语音购物助手方面有所投资。

亚马逊 Echo 的聊天助手 Alexa 已与 300 多万人进行交谈，帮助亚马逊提高销量。数据显示，Echo 用户的购物额已占亚马逊网上消费总额的一半，而且支出也在提高。在使用 Echo 后，消费者的购买次数增加了 6%，金额则上升达 10%。

在埃森哲的调研中，有四成的中国消费者表示对于通过语音完成购物很有兴趣，但类似语音购物助手尚在消费者培育阶段。一些体验者表示，虽然其语音识别能力尚可，但是平台内容不足。

消费者最期待的智能生活

随着大数据和机器学习的级数发展，预计人工智能将从语音领域深入到汽车、消费品与零售、金融以及医疗行业等。

埃森哲的调研显示，中国消费者对人工智能应用的期待，主要集中在与消费者日常生活关系最密切的五大领域：家居、

图六 消费者对 AI 服务场景的预期

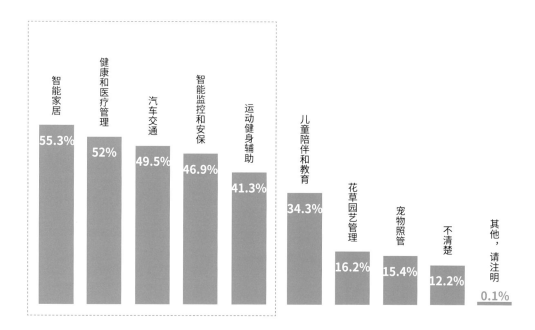

数据来源：2017年埃森哲中国消费者数字趋势研究 样本量：4060

健康医疗、汽车交通、安保和运动健身（见图六）。

　　根据埃森哲调查，接近四成的中国消费者购买过智能家电设备，其中**60%**的人经常使用，其体验甚至要好于智能语音助手产品。分析显示，在各种新兴的智能化消费模式或服务模式上，智能家电使用者已经形成了一个先锋消费族群。不少运营商和零售商正依托亚马逊Echo、谷歌 Home 等基础套件测试开发新硬件和服务。

　　在无人驾驶领域，一份最近的研究预测，人工智能在自动驾驶等技术上的突破将带来约 **5000** 亿元人民币的价值增益。中国搜索巨头百度公司战略性投资AI，最早将在 **2018** 年推出无人驾驶汽车，特斯拉、宝马、福特和通用汽车纷纷表示将推出无人驾驶汽车。当汽车作为一种终极移动平台组成新的互联生态系统时，各种新兴体验和服务必将生机勃勃。

VR 和 AR: 网购新展台

　　虚拟现实应用不断涌现，人们对增强现实的兴趣也与日俱增。一些分析师和媒体将增强现实设备描述为，继智能手机之后的一项突破性数字设备。

　　iPhone X 推出 AR 功能，人们可以通过手机看到数字图像叠加在物理世界之上。越来越多的开发者在苹果的 AR平台 ARKit 上进行开发。

　　过去几年，进入这个领域的投资也越来越多。据高盛估计，虚拟现实和增强现实技术的市场价值将在 **2026** 年攀升至**800** 亿美元。但是根据高德纳（Gartner）的预测，直到 **2021** 年，虚拟现实和增强

图七 虚拟购物：消失的距离

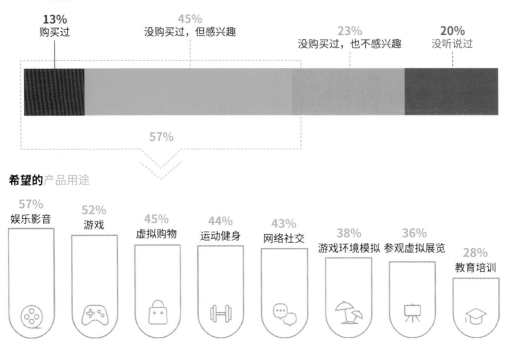

VR／AR设备购买情况

13%
购买过

45%
没购买过，但感兴趣

23%
没购买过，也不感兴趣

20%
没听说过

57%

希望的产品用途

57%
娱乐影音

52%
游戏

45%
虚拟购物

44%
运动健身

43%
网络社交

38%
游戏环境模拟

36%
参观虚拟展览

28%
教育培训

数据来源：2017年埃森哲中国消费者数字趋势研究 样本量：4060

现实头戴显示器（HMD）都还不会成为主流。

目前，AR 和 VR 在市场上主要用于满足视频和游戏体验。虚拟购物的体验将是消费者期待的下一个魔幻时刻。埃森哲中国消费者数字趋势研究显示，57% 的消费者购买过或表示有兴趣购买虚拟现实或增强现实产品，45% 的消费者希望可以通过虚拟现实和增强现实设备体验期待购买的商品（见图七）。

2016 年"双十一"时，阿里巴巴推出了一种虚拟购物体验服务，让中国消费者通过淘宝 APP"亲临"远在纽约的梅西百货旗舰店，实现虚拟逛店购物。而虚拟现实和增强现实结合而成的"混合现实"，将是这两项技术真正具有魔力之处。

埃森哲的消费者数字趋势研究还显示，游戏和娱乐影音是 VR 购买者和非购买者都很感兴趣的用途，应该成为 VR 应用的重点发展市场。未购买者比购买者则更加期待虚拟购物、虚拟旅游和虚拟展览三种用途，这可能成为 VR 设备未来吸引新消费者购买的领域。

数字信任：等待新契约

随着数字设备对个人数据的采集和使用更深更广，关于隐私和伦理的问题必然受到公众和企业的重视。

数字信任反映的是，消费者对商业和政府组织以道德和负责的方式收集、存储和使用消费者信息的信任程度。消费者的数字信任越高，就越愿意分享个

图八 对个人隐私数据赞同程度打分

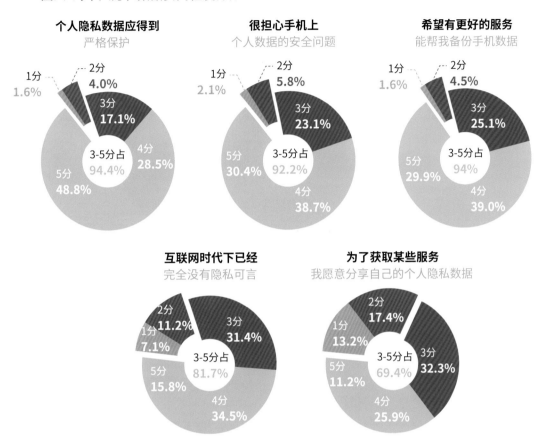

个人隐私数据应得到
严格保护

1分 1.6%
2分 **4.0%**
3分 **17.1%**
4分 **28.5%**
5分 **48.8%**
3-5分占 94.4%

很担心手机上
个人数据的安全问题

1分 2.1%
2分 **5.8%**
3分 **23.1%**
4分 **38.7%**
5分 **30.4%**
3-5分占 92.2%

希望有更好的服务
能帮我备份手机数据

1分 1.6%
2分 **4.5%**
3分 **25.1%**
4分 **39.0%**
5分 **29.9%**
3-5分占 94%

互联网时代下已经
完全没有隐私可言

1分 **7.1%**
2分 **11.2%**
3分 **31.4%**
4分 **34.5%**
5分 **15.8%**
3-5分占 81.7%

为了获取某些服务
我愿意分享自己的个人隐私数据

1分 **13.2%**
2分 **17.4%**
3分 **32.3%**
4分 **25.9%**
5分 **11.2%**
3-5分占 69.4%

数据来源：2017年埃森哲中国消费者数字趋势研究 样本量：4060

人数据。对于企业和政府组织来说，对消费者、员工和市民的信息掌握越多，就可能提供更好更有价值的服务，创造一个消费者数字信任的良性循环。

《埃森哲技术展望2016》调查显示，89%的受访中国企业认为，信任是数字经济中企业实现差异化优势的基础。埃森哲认为，如今企业要想赢得客户信任，不仅要有强大的安全保障，还要确保客户体验的每个阶段都践行高度的数据道德标准。

一直以来，中国消费者对待个人数据隐私较为漫不经心。埃森哲对数据隐私的一项全球调查发现，20至40岁的消费者中，80%认为不存在完整的数据隐私。而在中国的调研中，82%的消费者表示"互联网时代下已经完全没有隐私可言"。

尽管如此，中国消费者还是希望个人数据能获得严格保护。绝大多数消费者（92%）对手机上的个人数据安全表示担忧，94%的消费者表示个人隐私数据必须得到严格保护。同时，70%的消费者愿意分享个人数据来换取服务（见图八）。相比之下，全球20至40岁的消费者中，只有近半数表示，如果能换

图九 拒绝干扰，远离数字生活

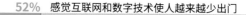

52% 感觉互联网和数字技术使人越来越少出门

33% 我觉得自己变得越来越焦虑

52% 希望自己可以减少手机的使用时间

44% 希望自己可以减少社交媒体的使用时间

数据来源：2017年埃森哲中国消费者数字趋势研究 样本量：4060

取品牌或供应商相应的优惠，他们不反对追踪购买行为。

智能设备和公司获取个人数据的能力不断提高，除了通讯和银行等个人信息，还包括即时定位和生理数据，甚至基因数据。消费者和数字设备以及服务提供商的数字信任关系日益重要。

根据 2017 年埃森哲全球消费者动态调研，52% 的中国消费者担心新智能服务会掌握太多他们和家人的信息。62% 的人表示希望公司对消费者信息的使用方式更加开放和透明。

设备制造商、电信运营商和银行是消费者相对信任的主要商业机构，其中消费者将个人数据安全的信任交给了设备制造商。对此，苹果公司在美国联邦法院上就 FBI 要求对其用户设备解锁要求做出的回应陈述提供了一个很好的注解："如果苹果公司在法律部门的强制执行下（从移动设备）访问用户数据……将威胁到苹果与用户之间的信任，并严重损害苹果的品牌形象。"

干扰，成瘾，失衡？

你的"朋友圈"有多少朋友？

牛津大学人类学家罗宾•邓巴（Robin Dunbar）告诉你：最多 150 个。他发现，人们能够轻松保持稳定社交关系的人数上限是 150，超过这个人数的社交关系就会失去意义或真实性。邓巴解释说，这个 150 人的朋友圈就是"那些如果你在酒吧偶遇到可以随便喝一杯而不会感到尴尬的人们"。

数字技术改变了人的连接方式以及人和环境的关系。但这种互动方式和关系的变化对现实形成了巨大的干扰。埃森哲数字设计公司 Fjord 的马克•柯蒂斯（Mark Curtis）在《干扰：数字时代的人类》（*Distraction: Being Human in the Digital Age*）一书中就人类关系和社交网络提出一些问题：

人与人之间面对面的互动是否逐渐减少？

如果成人们主要通过屏幕进行互动，我们的下一代是否认为这就是人类沟通的常态？

人们是否会越来越回避现实而生活在一个虚拟世界中？

信息沟通是否过载？

工作效率到底是提高了还是被干扰了？

在数字化的智能生活中，人们希望获得多大程度的自由，社会成本和控制的平衡等？

埃森哲发现：超过一半的人表示互联和数字技术让他们越来越少出门，三分之一的人表示自己变得越来越焦虑。矛盾的是，虽然智能手机已成为人们生活和工作的主要伴侣，但一半的人仍然希望自己可以减少手机使用时间，同时减少社交媒体使用时间（见图九）。在与大学生消费者的焦点小组中，埃森哲发现：最能打动他们的消费者体验，依旧由面对面的人际交往完成。

美国乔治亚理工大学研究技术史的教授梅尔文·克郎茨伯格（Melvin Kranzberg）曾写下六条定律，诠释技术的力量与普及在人类社会引发的不安。

其中第一条是：技术既非善，亦非恶；也非中性。

洞悉人性的从来不是数字技术本身，而是背后的设计者和应用者；改变世界（包括作恶）的也不是技术本身。智能生活的核心是生活。以人为本，设计为人，由人做主，将是智能生活世界创新者的终极哲学。◪

作者简介

陈旭宇

埃森哲大中华区市场部高级总监
常驻北京
xuyu.chen@accenture.com

银行业新蓝海——
活力银行

陈文辉、皮尔卡罗·格拉（Piercarlo Gera）、
亚历克斯·西奇（Alex Secchi）、杨越非 | 文

银行业边界日益模糊，超越行业边界至关重要。"活力企业"这种商业模式可以应对行业变迁并助力银行业实现蓬勃发展。

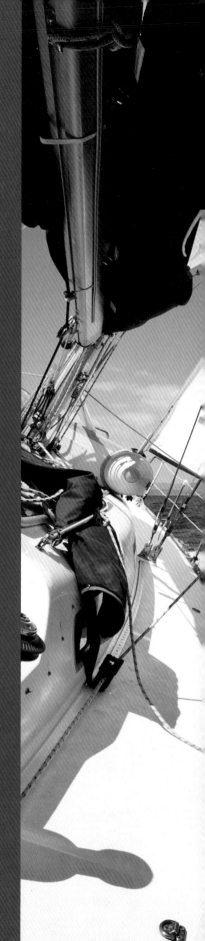

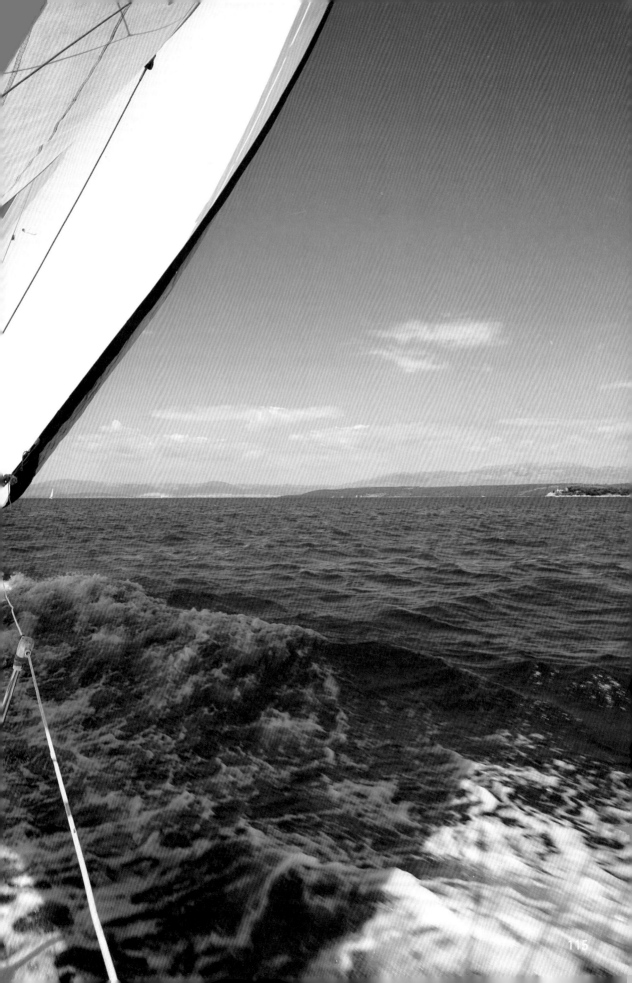

在万物数字化时代，每一次与客户的互动都为传统银行创造了为客户提供绝佳体验的机会。银行想要成功，需要在行业内外都与客户保持超级相关性，从而提供与科技巨头同样甚至更为出色的服务，在所有触点都牢牢抓住消费者的注意力。

"活力企业"这种商业模式可以应对行业的变迁并实现蓬勃发展。活力企业能够快速迭代，从而满足不断变化的客户需求和行为。对银行来说，这既是渐进性的也是颠覆性的改变。选择这一模式的银行（该模式并非适合所有银行）不仅是简单地做"加法"（更多产品、更多渠道、更多应用等），而是逐步建立全新的业务模式。

未来银行：
超级相关、蓬勃活力，
跨越边界

目前，越来越多的数字化原生企业进入到银行业中，包括谷歌、苹果、脸书、亚马逊、百度、阿里巴巴、腾讯，以及优步和爱彼迎等大型平台，本报告将这些企业统称为"科技巨头"。

超级相关的时代已经来临。79% 的银行、保险和金融科技公司 CEO 认为，客户需求深受他们在其他行业的体验影响。[1]

过去五十年间，银行业从产品驱动演化为关注客户体验。如今，银行业正在进入一个新的商业战场（见图一）。那些能够把消费者多变需求与互联智能传感器结合起来的银行，才能为新的竞争优势奠定基础：与客户随时随地地互动，与之全方位相关。

消费者从科技巨头那里接受的客户体验正在让他们更强烈地期待个性化、优质、与之高度相关的互动。银行客户们目前可自己决定在何时通过何种方式和何种设备与银行打交道，同时过程中产生的新数据又可以助力后续的互动。他们理想中的"以我为中心"的互动正在成为现实，并且不断拥有智能化的"万物数字化"产品。消费者置身于庞大的互连互通网络中，从而催生了新型的智能实时"活力服务"（内置了无形支付、信贷和其他金融服务），来应对消费者需求。

要想与活力服务竞争、留住客户，银行当前推出的"加法"产品和服务（例如更多渠道、更多应用、智能网点、买房助手等某些"体验式"产品）是远不够的。只有极少数全球顶尖银行的净资产收益率能够高于 12%，且成本收入比低于 45%。[2] 银行需要通过迅速、彻底的转型来重塑各业务模式，从而持续高效地提供超级相关的服务，即我们所说的注入活力。

那些不愿意或无能力转型的银行则面临市场份额丢失和收入增长乏力的风险。我们的研究表明，全球消费者的行为和需求正在发生改变，在被我们称为"银行游牧民"的消费者中，高达 78% 的消费者愿意把钱存入亚马逊或谷歌等科技公司。[3] 在中国，已有六成的消费者使用

---

1 埃森哲 2017 年金融服务活力脉搏研究，2017 年 10 月出版
2 基于 Bloomberg 数据的埃森哲分析，2016 年
3 埃森哲 2017 年全球金融服务分销和营销消费者研究

图一 银行业进化论

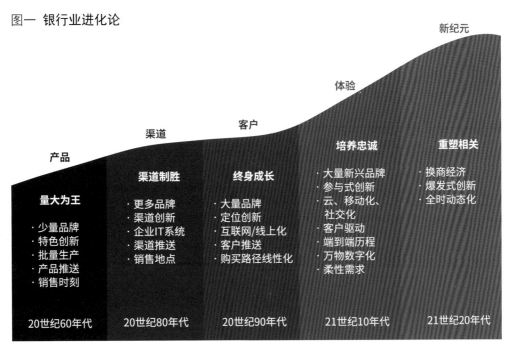

产品	渠道	客户	体验	新纪元

量大为王	渠道制胜	终身成长	培养忠诚	重塑相关
·少量品牌 ·特色创新 ·批量生产 ·产品推送 ·销售时刻	·更多品牌 ·渠道创新 ·企业IT系统 ·渠道推送 ·销售地点	·大量品牌 ·定位创新 ·互联网/线上化 ·客户推送 ·购买路径线性化	·大量新兴品牌 ·参与式创新 ·云、移动化、 社交化 ·客户驱动 ·端到端历程 ·万物数字化 ·柔性需求	·换商经济 ·爆发式创新 ·全时动态化
20世纪60年代	20世纪80年代	20世纪90年代	21世纪10年代	21世纪20年代

资料来源：埃森哲

过例如蚂蚁金服花呗，或京东白条等互联网消费贷产品。[4]

到2020年，现代商业模式预计会影响全球银行业最多80%的当前收入来源。[5]这一情况也反映在了未来市场估值中（见图二）。在数字化转型中落后的银行未来价值会减少，占其企业价值的11%，而数字化领先银行（已经启动了大胆的数字化转型项目或已完成转型的银行）的未来价值会增长，高达其企业价值的20%。与此相对的是，金融科技公司与科技巨头的未来价值成长幅度分别为40%和49%。

问题是，银行应当向哪个方向转型？在科技巨头、金融科技公司和其他虎视眈眈的新竞争者的包围下，银行应当如何赢得市场关注、获取利润？我们相信，银行需要转型为活力企业，紧跟快速发展的实时个性化和超级相关性趋势，提供可以与科技巨头相媲美的金融和非金融产品和服务。

未来银行——出发

领先银行对其传统业务当前面临的致命威胁了然于胸，并且正努力向更适应数字化的现代商业模式转型，为拥有有效的竞争力重新定位。对于期望十年后仍兴盛的银行来说，跨越至新的"S"增长曲线势在必行。无论这种跨越是优化现有业务成为短期内最好的"自己"，

4 埃森哲，2018年埃森哲中国消费者洞察系列报告：智金融、人为本，2018年，
https://www.accenture.com/cn-zh/insight-consumer-rising-fs-report
5 埃森哲，"不仅仅是日常银行：科技巨头的数字化银行转型如何改变一切，"2016年，
https://www.accenture.com/us-en/insight-digital-banking-beyond- everyday- bank

图二 银行业未来成长价值分析

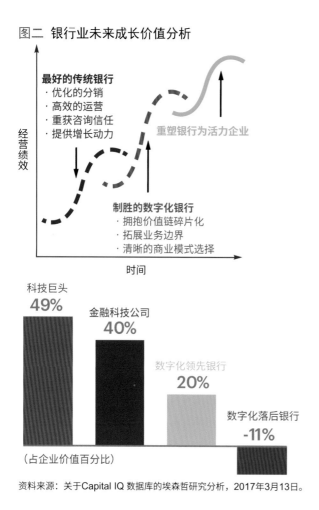

经营绩效

最好的传统银行
· 优化的分销
· 高效的运营
· 重获咨询信任
· 提供增长动力

重塑银行为活力企业

制胜的数字化银行
· 拥抱价值链碎片化
· 拓展业务边界
· 清晰的商业模式选择

时间

科技巨头 **49%**

金融科技公司 **40%**

数字化领先银行 **20%**

数字化落后银行 **-11%**

（占企业价值百分比）

资料来源：关于Capital IQ 数据库的埃森哲研究分析，2017年3月13日。

抑或是拓展业务边界和能力从而在数字经济中取得成功。目前最令人信服的可持续增长曲线出现了：活力银行。

未来的客户互动

活力银行涉及两个方面：超级相关性和蓬勃活力（见图三）。

事实上，简单、迅速、便捷、无现金支付、非接触式的场景正如雨后春笋般出现，而且将传导到绝大多数行业和市场。当消费者付款时不再需要钱包中的

银行卡时，银行品牌的可见度降低，这是银行所面临的一大风险。例如，伦敦的数百万通勤者在使用公共交通时只需使用非接触式银行卡或移动支付服务（如 Apple Pay 或 Android Pay™）。[6] 在加拿大，四分之三的零售商接受非接触式支付。在澳大利亚，**66%** 的持卡人拥有非接触式银行卡。[7]

未来，除了在人生各个重要节点的窗口期（比如，大学、结婚、生子、购房、离婚、退休、生病、死亡），人们还会接触银行以获得财富建议外，其他时间都无须接触银行。咨询和提供解决方案是银行的杀手锏，也是与客户互动时继续保持竞争优势的最佳途径。但是，在非接触式的未来，与客户互动时，上述服务应该超级相关、可靠、易得及具有吸引力。银行应成为消费者的朋友和知己，当客户在做决定时，银行就应在身边，无论是线上还是线下。

上述就是活力银行的全部内涵。它的独特之处在于拥有类似人类的"活力"。

图三 定义活力银行

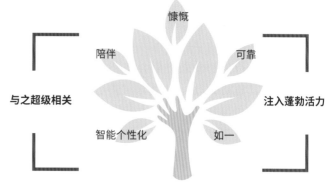

慷慨

陪伴　　可靠

与之超级相关　　**注入蓬勃活力**

智能个性化　　如一

资料来源：埃森哲

6 英国政府伦敦交通局，"移动支付"，https://tfl.gov.uk/fares-and-payments/ contactless/other-methods-of-contactless-payment
7 《支付评论》（The Payments Review），"非接触式支付卡在美国大受欢迎？" 2016 年 8 月 4 日，
　　http://www.thepaymentsreview.com/will-contactless-payment-cards-catch-on-in-the-united-states

活力银行拥有朋友般的那些特质：

• **陪伴**，对于客户的财富状况，活力银行就像"北极星"那样随时随地地相伴左右。这意味着活力银行能够展望未来，提供有价值的金融和非金融建议，助力客户在起起伏伏的人生中不断前行。这需要银行被信任、与客户相关、具有共情心。

• **智能个性化**地洞察客户，积极了解并预测客户需求和偏好，提供适宜的互动和价值至上的体验。银行实现超级相关面临两方面挑战：一是基于客户数据如何做好个性化客户体验；二是如何不断地推陈出新，定期更新产品和改善平台，从而与客户互动的整体要求同步。

• **可靠**，通过以下三种途径获得客户信任：在关键时刻（如开立账户、消费贷款和购房）有效强化客户的品牌认知；社交会话和反馈回路（如通过众筹评分、意见和评论，收集反馈、做出回应）；确保员工能够展现品牌价值。

• **如一**，确保随时随地、在任何渠道和设备上的品牌体验始终如一，包括网点内的座椅、应用中的按钮以及由银行技术支持的外部渠道的品牌体验。银行需要随时关注任何妨碍服务或对品牌造成负面影响的因素（如数字生态系统中第三方合作伙伴的活动），并随时准备消除这些因素。实体渠道（"拥有数字化工具的员工"）在建立和维持信任方面扮演着关键角色，尤其是在咨询和服务补救等受情感因素影响的场景更是如此。我们坚信，成为活力银行，实体渠道仍是必要的，但可能会以新的形式和面貌出现。

• **慷慨**，活力银行应该采取各类战略性举措以赢得客户信任。需要注意的是，只有 **29%** 的英国消费者认为银行是值得信任的。[8] 赢得客户对咨询业务信任的举措之一或许是利用机器人和其他工具，创造可见的客户价值。例如，私人机器人能够管理客户账户、自动进行提高收益的交易（如将资金转入利率更高的存款账户），同时避免不必要的花费（如透支产生贷款利息）。

开拓新市场

76% 的银行、保险和金融科技公司 **CEO** 表示，如今，在不同的时间和场景为客户提供与之密切相关的产品、服务和体验比以往任何时候都更重要。[9]

银行通过跨界取得与客户相关性将帮助其开拓新的市场。银行通过连接第三方渠道和科技巨头平台推广自有产品，能够接触到更多消费者，并且有机会将这些消费者转化客户。无论是在平台上提供贷款服务，提供算法，启动"了解你的客户"程序，为数字身份进行担保，还是提供应用程序编程接口（API）和订阅式服务等业务，银行的收入来源可以逐渐地从以交易为基础的传统业务线迁移至体验性的新业务线。

银行既可以通过自有渠道赚取利润，也可以与其他数字化原生企业一同提供服务获取利润。银行不应与科技巨头进行正面竞争，而应将其视为全新和额外的渠道，以此来接触客户，进行交叉销售和追加销售。这有助于提高银行的未来成长价值。

尽管一些传统银行已经为其客户提

---

8 埃森哲 2016 年英国金融服务客户研究，https://www.accenture.com/us-en/insight-driving-customer-engagement-trust-satisfaction-uk
9 埃森哲 2017 年金融服务活力脉搏研究，2017 年 10 月出版

图四 打造活力银行的五大措施

树立　　**设计**　　**构建/迭代**　　**连接**　　**维持**
"北极星"目标　以人为本的互动　智能化平台　多样化生态系统　柔性组织

与之超级相关　转型与拓展核心业务、培育新业务　**注入蓬勃活力**

资料来源：埃森哲

供了类似科技巨头的互动和服务，但只有成为活力银行才是最为彻底的变革。银行只有从现在就开始革新，未来才能适应活力银行这一趋势——外部与客户超级相关、内部组织充满活力。

如何变身活力银行？

成为活力银行要求银行业在转型与拓展核心业务的同时，培育新业务，但这对于传统银行而言，知易行难。

我们建议，银行业高管可以通过五大举措迈向力银行之旅：树立"北极星"式目标，设计以人为本的互动，构建智能化平台，连接平台生态系统，维持柔性组织（见图四）。

树立"北极星"式目标

银行需要为其活力服务坚定地树立"北极星"式的清晰目标。此目标应契合品牌价值，并明确变革切入的优先领域，确定新业务的驱动力。那些成功的银行无不表明：要想成功，银行应该削减针对客户的繁琐举措和分散在企业内部的各个项目，并着眼于那些能释放最大禁锢价值的优先事项。如此才能释放出关键资源，加速实现愿景目标。

最关键的是，银行需明确在何地以何种方式与客户、合作伙伴和竞争对手互动。

银行需要：

• **转型核心业务**，例如通过运营数字化金融平台，生产和分销产品（账户、贷款服务、支付、投资等）。这意味着实现端到端旅程的数字化，提供有吸引力的全新用户体验。

• **拓展核心业务**，向合作伙伴"敞开大门"，通过 API（Application Programming Interface, 应用程序编程

图五 开拓银行业的收入

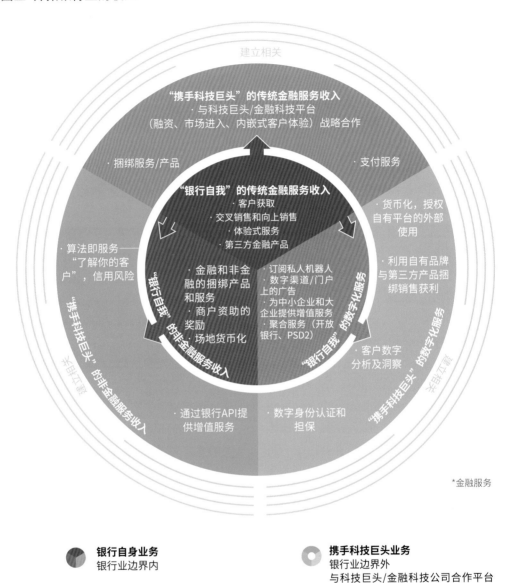

建立相关

"携手科技巨头"的传统金融服务收入
·与科技巨头/金融科技平台
（融资、市场进入、内嵌客户体验）战略合作

·捆绑服务/产品

·支付服务

"银行自我"的传统金融服务收入
·客户获取
·交叉销售和向上销售
·体验式服务
·第三方金融产品

·货币化，授权自有平台的外部使用

·算法即服务——"了解你的客户"，信用风险

·金融和非金融的捆绑产品和服务
·商户资助的奖励
·场地货币化

·订阅私人机器人
·数字渠道/门户上的广告
·为中小企业和大企业提供增值服务
·聚合服务（开放银行、PSD2）

·利用自有品牌与第三方产品捆绑销售获利

"银行自我" 的数字化服务

"携手科技巨头" 的非金融服务收入

"银行自我" 的非金融服务收入

"携手科技巨头" 的数字化服务

·客户数字分析及洞察

·通过银行API提供增值服务

·数字身份认证和担保

*金融服务

● **银行自身业务**
银行业边界内

◐ **携手科技巨头业务**
银行业边界外
与科技巨头/金融科技公司合作平台的收入

接口）跨越银行边界。这意味着与非传统金融机构和非金融服务机构合作，设计并创造全新体验，提供金融和非金融的捆绑服务用以解决客户家居、旅游、休闲、健康和商业等主要需求。

• **培育新业务**，着重于创造和培养新的、可持续、适应力强的未来收入来源，利用科技巨头的平台服务现有客户和获取新客户（见图五）。这意味着重新审视眼下提供的金融服务，以及明确增加可靠收入来源的可行方法，例如：在线上零售商付款时提供现成的消费贷款产品等。

设计以人为本的互动

为了在所有渠道更好地提供个性化客户体验，银行需要以人为本的互动设计。这包括重新考量和设计实体空间，以反映数字化因素；对于大型银行来说，这尤其重要。

数字和实体渠道与数据驱动的洞察结合后，能够提高各个渠道与客户互动的潜力。例如，埃森哲基于一家大型欧洲银行的真实数据分析表明，全渠道模式相对实体网点模式，前者的平均收入是后者的 2.1 倍，前者的平均交叉销售额是后者的 1.3 倍，前者的客户流失率降低了 66%。[10]

某些客户会通过科技巨头的渠道与银行进行互动，这已经超出了银行边界。因此，活力银行也必须随时随地、在任意渠道和设备上明确品牌价值，并提供有效体现这些价值的服务。参与生态系统为银行提供了众多销售机会，这一机会绝不容轻视。此外，银行对第三方渠道的掌控度有限，因此还需管理其声誉风险。

构建智能化平台

活力银行的背后是适应数字经济的智能开放平台。构建、迭代和运营此类平台需要互联创新，利用一整套新型云技术实现以下战略措施：

• **开放 API**，这意味着在三个不同层面扩大 API 的使用：整合内部 API，从而针对新平台和数据重塑业务；与合作伙伴分享 API，在客户相关性领域紧密合作；允许外部参与者接入 API，从而为创新服务培育沃土。

• **为前中后台配备机器人、智能投顾和人工智能**，针对当前炙手可热的平台，例如连接传统系统与实时系统的需求（机械人流程自动化）和研究各种算法（语音接口、机器学习和认知计算）来开发全天候的智能投顾机器人。实现这一点的关键是利用科技巨头现成的"基础设施"优化客户体验，如使用亚马逊 Alexa 或苹果 Siri 等语音识别技术。

• **确保安全**，降低并抵御网络风险，创建机制保护客户的数字化资产，成为客户财富的守护者。

• **敏捷变革能力**。为了实现这一目标，银行可以建立软件快速持续开发的运营环境和管理流程。

连接平台生态系统

开放的银行平台架构是活力银行的基石之一，其能够满足合作伙伴和供应商的即插即用需求，兼容客户需要的所有行业，并且与第三方生态系统互通，以此为消费者提供更多超级相关的服务。银行通过培育与生态系统合作伙伴的密切关系，获得更多能力、提供更多服务，包括：

• **新的或替代性金融产品**，对客户极具价值，主要由金融科技公司和其他技术创新者开发。

• **科技巨头的现成产品**，银行通过科技巨头现成的即插即用、语音识别、认知计算模块、专属机器人等工具，提供

---

10 针对一家大型欧洲银行的真实数据的埃森哲分析，2016 年

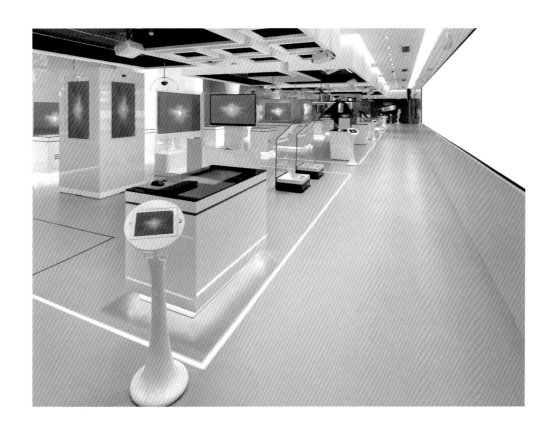

新的客户互动模式。在新业务模式中，科技巨头有可能帮助银行在其渠道上展示由银行重新包装的各类银行产品和服务。

• **捆绑金融和非金融体验**，包括生活服务和物联网。

• **各类内容供应商**，内容包括关于时事、天气、股票、评论等。

• **增值服务供应商**，可来自现有的生态系统。

• **设备制造商**，活力银行可能希望与制造商合作，共创服务和体验。

• **现有的生活服务**

维持柔性组织

无惧变化、自带活力和韧性的企业文化在日新月异的数字经济下至关重要。银行在从以交易与人工为主的业务模式转向更多体验性与技术导向的业务模式的过程中，要实现以下四个目标：

• **出色的员工体验**，赋予员工参与设计组织结构的权利、给予其数字化工具、实施有效激励措施，帮助其满足客户需求、提供高价值客户建议、创造差异性客户服务。

• **客户优先准则**

• **项目主导的组织结构**，能够匹配时间、人力和金钱来完成"变革企业"所需措施，同时自动完成大部分日常工作。

图六 成熟市场中活力银行的收入增长潜力

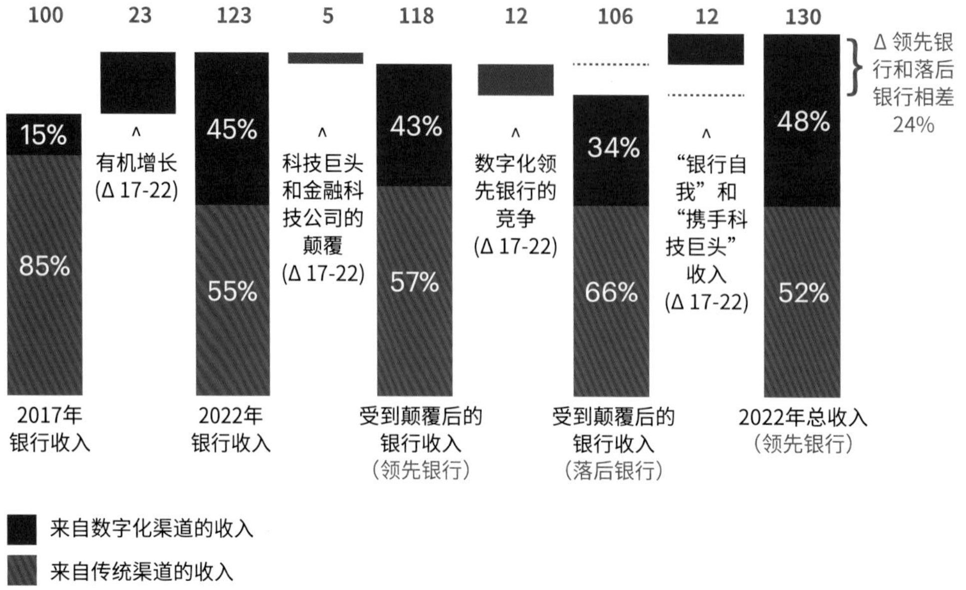

| 100 | 23 | 123 | 5 | 118 | 12 | 106 | 12 | 130 |

来自数字化渠道的收入

来自传统渠道的收入

资料来源：埃森哲研究部

•在各层面鼓励创新的文化

对于银行来说，打造如此敏捷的组织特质需要进行彻底的变革——例如摒弃原有的惯例和组织结构。这意味着混合使用适当规模的核心技术人才、自由职业者和机器人和智能投顾，从而改善人力和流程。埃森哲近期的一项调查表明，**16%** 的银行员工是独立的自由职业者，并且 **30%** 的员工预计一年后其组织雇佣自由职业者的比例会超过 **51%**。[11]

上述创新性的文化给予了传统银行像初创公司一样的灵活性，从而能够快速、持续地重塑业务模式和客户主张。

挖掘潜在价值

活力银行业务模式能够带来收入增长、降低服务成本。埃森哲分析表明，到 2022 年，实现这一目标的数字化领先银行收入可以提高至少 30%（2017 年为基数 100，如图六所示）。尽管科技巨头和金融科技公司对银行收入会有所蚕食，但是这一增长幅度仍较易实现。

反之，无法转型为活力银行的落后银行其增长幅度仅为 **6%**，差异主要来自科技巨头、金融科技公司和数字化领先银行对其业务的颠覆。

此外，实施线上线下渠道转型将大幅降低服务成本。根据银行启动转型时的状

---

11 《埃森哲银行业技术愿景 2017》

况（市场成熟度、业务目标等），这一转型可以降低 10% 至 30% 的分销成本。由于分销在银行总成本中一般占 60%，总成本将降低 6% 至 18%。根据埃森哲研究部的分析，这能推动银行业总收入增长 30% 至 50%。很少有银行会忽视如此高的价值提升。

寻找银行业新蓝海

银行业边界日益模糊，超越行业边界至关重要。数字化颠覆为银行业带来了巨大变革，因此，建设活力型银行刻不容缓。在新形势下，银行的组织架构更为灵活，源源不断的活力持续涌入，人与机器相辅相成，从而适应多变的市场环境。银行能够迅速学习经验、进行决策并做出响应，持续改进业务模式，满足不断变化的客户需求，超越行业边界。银行领导者应当重新审视其市场定位，将员工和资源调配至潜力最大的领域，栉风沐雨，砥砺前行。◪

作者简介

陈文辉
埃森哲大中华区金融服务事业部总裁
常驻广州
albert.m.chan@accenture.com

皮尔卡罗·格拉
埃森哲分销和市场营销部全球董事总经理
常驻米兰
piercarlo.gera@accenture.com

亚历克斯·西奇
埃森哲分销和市场营销部服务开发主管
常驻伦敦
alessandro.g.secchi@accenture.com

杨越非
埃森哲大中华区研究部经理
常驻上海
daniel.yuefei.yang@accenture.com

埃森哲公司注册成立于爱尔兰，是一家全球领先的专业服务公司，为客户提供战略、咨询、数字、技术和运营服务及解决方案。我们立足商业与技术的前沿，业务涵盖40多个行业，以及企业日常运营部门的各个职能。凭借独特的业内经验与专业技能，以及翘楚全球的交付中心，我们帮助客户提升绩效，并为利益相关方持续创造价值。埃森哲是《财富》全球500强企业之一，目前拥有约44.2万名员工，服务于120多个国家的客户。我们致力驱动创新，从而改善人们工作和生活的方式。

埃森哲在大中华区开展业务30年，拥有一支约1.5万人的员工队伍，分布于北京、上海、大连、成都、广州、深圳、香港和台北。在新常态时代，我们将更创新地参与商业和技术生态圈的建设，帮助中国企业和政府把握数字化力量，通过制定战略、优化流程、集成系统、部署云计算等实现转型，提升全球竞争力，从而立足中国、赢在全球。

详细信息，敬请访问埃森哲公司主页www.accenture.com 以及埃森哲大中华区主页www.accenture.cn。

埃森哲在大中华区八个城市设有多家分公司
以下是主要办公室的联系方式：

埃森哲（北京）
北京市朝阳区东三环中路1号
环球金融中心西楼21层
邮编：100020
电话：(8610)5870 5870
传真：(8610)6561 2077

埃森哲（上海）
上海市淮海中路381号
中环广场30层
邮编：200020
电话：(8621)2305 3333
传真：(8621)6386 9922

埃森哲（大连）
大连市软件园东路44号
邮编：116023
电话：(86411)8214 7800
传真：(86411)8476 0488

埃森哲（广州）
广州天河区天河北路898号
信源大厦13层
邮编：510898
电话：(8620)3818 3333
传真：(8620)3818 3399

埃森哲（成都）
成都市高新区拓新东街81号
天府软件园C区7号楼8楼
邮编：610041
电话：(8628)6555 5000
传真：(8628)6555 5288

埃森哲（深圳）
深圳市福田区华富路1018号
中航中心15楼06B-08
邮编：518031
电话：(86755)8864 8700
传真：(86755)8831 5469

埃森哲（香港）
香港鲗鱼涌华兰路18号
太古坊港岛东中心41楼4103-10室
电话：(852)2249 2388
传真：(852)2850 8956

埃森哲（台北）
台北市敦化南路2段207号
远东大厦16层1601-1603单元
电话：(8862)2192 6030
传真：(8862)7711 1299